医療安全を推進する

チームステップス

TeamSTEPPS®
実践事例

チームが成長する7つのツール

東京慈恵会医科大学附属病院
看護部・医療安全管理部 編著

日本看護協会出版会

執 筆 者 一 覧 （掲載順）

瀧浪　將典 ▶ 東京慈恵会医科大学附属病院副院長・医療安全管理部門部門長
東京慈恵会医科大学教授

髙橋　則子 ▶ 学校法人慈恵大学理事
東京慈恵会医科大学教育センター看護キャリアサポート部門部門長

藤原喜美子 ▶ 東京慈恵会医科大学葛飾医療センター医療安全推進室主事
医療安全管理者

北條　文美 ▶ 東京慈恵会医科大学附属病院看護部師長

二宮　友子 ▶ 東京慈恵会医科大学附属病院看護部主査

挾間しのぶ ▶ 東京慈恵会医科大学教育センター看護キャリアサポート部門主事
急性・重症患者看護専門看護師　救急看護認定看護師

足立　晴美 ▶ 東京慈恵会医科大学葛飾医療センター看護部主査
救急看護認定看護師

美島　路恵 ▶ 東京慈恵会医科大学附属病院医療安全管理部門感染対策部副部長
感染管理認定看護師

はじめに

■ 瀧浪將典

東京慈恵会医科大学附属病院副院長・医療安全管理部門部門長

医療従事者は、専門職としての知識やテクニカルスキルの習得には余念がありません。一方、コミュニケーションスキルや状況観察など、いわゆるノンテクニカルスキルへの興味が薄い傾向もあります。

その傾向に変革をもたらすためには、まず危機意識を持つことが重要です。危機意識がなければ、安全意識や改善意識などは生まれません。2006年の「医療事故の全国的発生頻度に関する研究」報告[1]によれば、医療過誤で死亡する入院患者数は年間627人に1人と推定されました。これを全国の入院患者数に換算すると毎年約2万人が死亡していることになり、2022年の年間交通事故死亡者数2,610人[2]のなんと約7.7倍にも及びます。米国でも2016年の報告[3]によると、年間死亡総数260万人のうち医療過誤による死亡者数は25.1万人と、心疾患、癌に次ぐ第3位で、交通事故死亡者数は第7位の3.4万人であったそうです。つまり、我々がいかに治療に集中しようとも、この医療過誤による死亡例を防がなければ本末転倒だということになります。

次に重要なことは、リスクの認知、つまり医療事故の情報収集です。日本における医療界のリスクマネジメントは2000年前後から始まり、医療事故の報道や医療訴訟が激増しました。医療従事者はこうした情報を得ることで、現場で自分が実施している医療行為にはリスクがあることを認識でき、自己防衛につなげることができます。ですから医療事故情報には、常にアンテナを張っておくことが必要です。そして、医療従事者は、医療事故を起こしてしまったらまず公表し、その情報を皆で共有し、再発防止に努める責務があると言えます。

以上のような背景のもと、さらに医療安全を確実なものにするために、患者や家族を含む多職種による状況観察・相互支援、そしてそのための情報共有のコミュニケーションスキルが必要となります。個人だけでは、安全は確保されませんし継続されませんので、周囲の支援は必須です。このスキルアップの手段そのものが、「TeamSTEPPS®」（以下、チームステップス）ということになります。

　さて、私は、医療安全の本質は「思いやり」の文化だと考えています。例えば、医師が患者・家族に治療説明するときには、平易な単語で絵などもまじえて詳細に説明し、理解できたかどうか確認しながら進めます。また、電子カルテ上で内服薬の変更をオーダーするときには、変更理由をコメント記載したり、電子カルテの別場所にも追加記載したり、そのときの担当看護師に連絡するなど、気づきやすいように二重三重に気遣うでしょう。看護師側も間違いなく実施したことを、心配症の医師に報告してくれるかもしれません。そうすることで、「ありがとう」と応える機会も生まれます。このような双方向の「思いやり」が、安全を高めるのです。場面ごとの「思いやり」のやり方を具体的に教えてくれるのが、チームステップスのツールだと思っています。

　「思いやり」の方法は、人それぞれで、場面によっても違いますし、変化するものです。ですから、チームステップスの活用方法も、施設ごと、部署ごと、人ごとに違うものと思います。本書は、あくまでも東京慈恵会医科大学附属病院での活用方法の提案に過ぎません。ぜひ内容を参考にしていただき、自施設、自部署、自分に適したチームステップスの活用にお役立てください。

引用文献

1) 堺秀人 他：医療事故の全国的発生頻度に関する研究　平成15年度〜17年度総合研究報告書　厚生労働科学研究費補助金医療技術評価総合研究事業. 2006

2) 警察庁：令和4年における交通事故 の発生状況について. 2023.

3) Martin A Makary, Michael Daniel：Medical error - the third leading cause of death in the US. BMJ 2016；353：i2139

本書の概要

TeamSTEPPS® について

医療の質を高め、患者の安全を推進するために、医療チームにおけるコミュニケーションとチームワークのスキルを向上させるための方法論。米国の医療研究・品質調査機構と国防総省が合同開発したもので、東京慈恵会医科大学附属病院では、米国のTeamSTEPPS®研修を受けた職員らが中心となって院内に導入し、組織全体で活用している（TeamSTEPPS®の詳細は本書2章で解説）。

本書では、TeamSTEPPS®（Team Strategies and Tools to Enhance Performance and Patient Safety：以下、チームステップス）の導入および活用について、東京慈恵会医科大学附属病院の実践事例に基づきながら系統的にお伝えしていきます。

1章では、東京慈恵会医科大学附属病院がチームステップスを導入した経緯や、医療安全において期待される効果などについて紹介します。

続く2章では、チームステップスの概要を解説します。2023年に公開されたTeamSTEPPS®3.0の情報も盛り込み、その主要なコアスキルやツールについて取り上げています。また、チームステップスの導入・活用において重要となる、医療現場でのコミュニケーションやチームワークの基本的な考え方についてもまとめています。

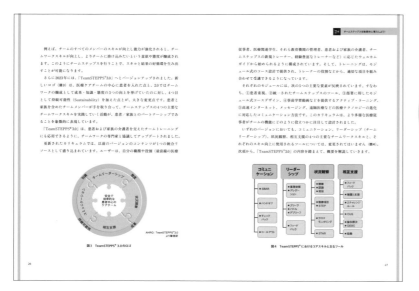

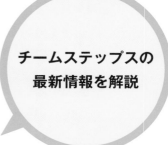

チームステップスの
最新情報を解説

3章では、チームステップスにおける主要な7つのコミュニケーションツールについて、実践事例をまじえて紹介していきます。これらのツールを活用することで、チームの知識や活動の成果、信頼関係が向上していきます。

　4章では、コミュニケーションツールの1つである「SBAR」の活用法を掘り下げて解説しています。本章に収録しているSBARシートを導入することで、医療チームのコミュニケーションは、より円滑になっていくでしょう。

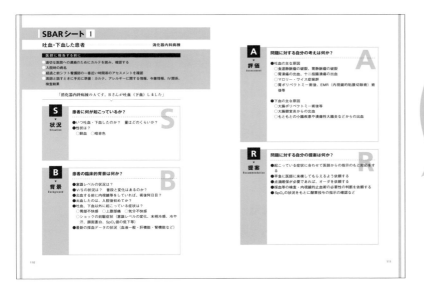

各病棟で活用できる
SBARシートを収録

　5章では、SBARをはじめとしたチームステップスのツールを実際に取り入れるための、具体的な研修内容をお伝えします。知識としてチームワークの重要性を理解するだけでなく、グループワークを通じて実践力を身につける方法がわかります。

　本書で紹介しているチームステップスのツール、SBARシート、組織における研修方法などは、それぞれの医療現場の特徴や状況に合わせてアレンジすることができます。本書を参考にうまく取り入れて、チームの成長につなげていただければ幸いです。

目　次 | Contents

4章 医療現場におけるSBARの活用 73

研修でコミュニケーションスキルを磨こう！

※本書は2017年に刊行した『TeamSTEPPS®を活用したヒューマンエラー防止策』を改訂・改題したものです。2023年に公開されたTeamSTEPPS®3.0の情報を加え、東京慈恵会医科大学附属病院における取り組みの内容も更新しました。

※本書では、TeamSTEPPS®を「チームステップス」とカタカナで表記しています（用語について解説する一部を除く）。

※本書に掲載されている医師、看護師、患者等の氏名はすべて仮名であり、実在の人物とは一切関係ありません。

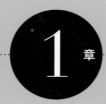
「SBARとチームステップス
導入の経緯と医療安全への効果」

1　SBAR導入の経緯

　チームステップスは、「リーダーシップ（チームリーダーシップ）」「状況観察」「相互支援」「コミュニケーション」という4つのコアスキルから成り立っていますが、東京慈恵会医科大学附属の4病院（以下、4病院）看護部では、「コミュニケーション」に重点を置き、まず、有効なコミュニケーションツールとなるSBARを2008年に導入しました。

　看護師は、患者の状態が急激に変化したり、明らかな変化でなくても何だか変だと感じるときに、医師へ報告します。それは、医師に患者を直接診察してもらい適切な治療によって、患者の命を守りたいからです。

　しかし、特に夜間は、当直の医師を呼び出すことをためらったり、患者の状況が医師に伝わらず診察まで至らなかったりで、不安なまま何時間も経過するということがあります。そして、経過観察しているうちに患者の状態が悪化したり、生命の危機に陥ったりした場合、「あのとき、もっときちんと医師に情報が伝えられたら…」とか「もっと強く言って医師に来てもらっていたら…」と看護師は自責の念を持つとともに、患者に申し訳ない気持ちでいたたまれなくなるものです。

　看護師はなぜためらうのでしょうか？　自分の判断に自信が持てないから？　確かな根拠となるデータや分析的判断が示せないから？　深読みしすぎてしまい、後

で医師に「こんなことでいちいち呼ばないでよ」と言われた経験があるから？

　看護師は、24時間体制で患者を"プロセス"で看ています。一番患者の近くで看ている看護師の「直観」はとても重要です。看護師の直観は、知識を土台とし、観察に基づいた判断の積み重ねによって培われるものです。看護師は総合的に患者の状態を捉えて変化の兆候を察知することがしばしばあります。もっと自信を持ってよいのです。医師も看護師も患者の命を守り、安全を守ることを第一に考えているはずです。ともに患者のベッドサイドへ出向き、患者を直接みて最善の治療に結びつけられればよいのです。

　ただし、適切な情報発信をするためには、看護師のフィジカルアセスメント力の向上が必須です。そこで4病院では、東京慈恵会医科大学医学部看護学科教授であった住吉蝶子氏の支援を得ながら2003〜2004年より、看護師たちへのフィジカルアセスメント教育を始めました。

　また、同時期に住吉氏から、患者安全を高めるための効果的なコミュニケーションツールであるSBARが紹介されました。多職種で構成されている医療チームメンバー間の情報共有は重要であり、タイムリーに、相手が理解できる内容を手短に伝える方法がSBARです。SBARを学ぶために、SBARを導入して効果的なチーム医療を実践している米国へ研修に行くことになりました。

　2006年、米国ワシントンD.C.のプロビデンス病院において、4病院から6人の看護師長がSBARを用いたコミュニケーションについて学ぶ機会を得ました。2007年には4病院の看護師・主任・師長計16人が本格的にSBARを学ぶ研修を受けることができました。「医師に患者の状況を的確に報告ができるようになりたい」「自身の判断や提案を示し、チームで協力して治療・ケアに当たりたい」と考える看護師には"渡りに船"の研修でした。彼女たちを通じて4病院へSBARが導入されたのです。

　SBARをどのように導入し、活用していくかについては、4章で述べます。

2 SBARからチームステップスへ

　看護部では、2004年にフィッシュ！哲学（以下、フィッシュ！）を導入し、4病院に広まっていました。仕事に向かう態度を選ぶ、仕事を楽しみ、相手に関心を寄せ、相手を喜ばせる、というフィッシュ！の4つの要素が現場に浸透し、部署間・職種間の垣根が低くなっていましたが、安全で効果的な医療を行うためには、コミュニケーションのよいチーム医療がいっそう求められます。フィッシュ！とSBARは看護部が主導し広めていきましたが、2010年、チームステップス・マスタートレーナーでもある住吉氏の強力なバックアップもあり、病院全体で本格的にチームステップスに取り組むことが病院長の方針として打ち出されました。

　2010年9月、病院から支援を受けて医師1人（医療安全推進室長）、看護師2人（医療安全管理者：医療安全推進室副室長と医療安全推進室員）が米国のチームステップス認定トレーナー研修に参加しました。帰国後、彼らによって教職員に対するチームステップス研修が開始されました。2013年には、医師3人と看護師1人（医療安全管理者）が米国で行われたチームステップス・マスターコースに参加し、さらに指導能力を高めました。

3 医療安全へ期待される効果

　当院は大学病院であり、教育・研究・診療という3つの機能を持つ医療機関です。当院だけでも年間150人以上の新人看護職員が入職してきます。SBARを用いた医療チーム間での情報共有は、多くの新人看護職員や経験のない領域へ配置転換されてきた看護師たちの現場教育（OJT）に活用できます。

　SBARの4つの視点で頭を整理しながら報告することを通して、看護師の観察力・判断力・提案力は鍛えられ、患者の安全を守ることができると考えています。4章で詳しく述べますが、SBARシートを作成する過程で、医師らとともに自部署の患者に特徴的な症状や変化、観察するポイント、判断するときの基準などを確認し合うこと自体がより密で質の高いチームコミュニケーションとなるのです。

　当院では、チームステップス認定トレーナーや、チームステップス・マスタートレーナーによって全教職員を対象にしたチームステップス・トレーニングが定期的に行われており、ここで「患者の安全が第一、安全はすべてに優先する」という意識づけが強化されています。

　さらに院内では、安全なチーム医療をより向上させるために、チームステップスのツールを活用したさまざまな取り組みが行われています。「ハイリスク症例カンファレンス（ハイリスク手術患者について手術前に、担当科、手術部、医療安全管理部門など関係多職種が一堂に会してチームで検討し、決定事項は病院としての判断とする）」や「タイムアウト（手術開始前と閉創前に手術チームが行う安全確認）」等によって、手術を受ける患者の安全が守られています。

　感染対策では「クロスモニタリング」を取り入れて、お互いの行動を観察し、アサーティブに注意し合っています。また、院内緊急コールである「スタットコール」を発令した全症例について当該部署の医師・看護師と緊急対応メンバーでフィードバック会議を行っており、これによって急変対応能力（予測性・準備性・即応性）の向上をはかっています。

　さらに「RRS：Rapid Response System（院内迅速対応システム）」導入へと発展し、RRSを活用した早期の専門職種による対応によって、院内急変患者の救命率は確実に上昇しており、いざというときに頼ることのできる専門職種の存在は現場の医師や看護師の安心感にもつながっています。

2章

チームステップスを
効果的に導入しよう!

---

1 チームステップス導入に向けて

---

1 組織文化の変革がポイント

　医療安全文化の醸成は、すべての医療施設で最大の課題であり、各々が不断の努力をしてきているはずです。しかし、医療事故はなくならず、依然として国民の死亡原因の上位にあると考えられます。どの施設でも医療安全活動を強化し、患者ばかりでなく、働く職員にとっても安全安心な職場とすることを第一義としています。

　当院では、2010年度よりチームステップス院内研修会を開始し、病院長から初期研修医や新人看護職員に至るまで、全職種・全職員への受講を奨励してきました。当時の医療界では、まだ草分け的な活動ではありましたが、今となっては「チームステップス」という言葉は、すっかり医療界に定着した感があります。

　しかしながら、組織内にチームステップスのツールがなかなか浸透しない、自部署でどのように利用すればよいのかわからない、他職種間とのコミュニケーションがとりづらい、医師が協働してくれない、他の診療科との垣根が高い、チームステップス活動が継続されない、といった声を聞いたことはないでしょうか。こういった障壁を取り除いてから、あるいはチームステップスのスキルによって取り除いて

こそ、チームステップスのさまざまなツールの効力が発揮されます。すなわち、チームステップスで最も重要なことは、いかに組織の中の障壁を壊して新しい変革を起こさせるかに尽きるのです。

2 医療組織におけるコミュニケーションの障壁

1. 障壁の要因

　組織内でのコミュニケーションの障壁には、さまざまな要因が考えられます。医療施設には多職種が勤務しており、職種間の垣根があり、お互いコミュニケーションがとりにくい状況にあります。そして、それぞれの職種には役職が存在し、いわゆるヒエラルキー構造となっており、上司とは気軽にコミュニケーションがとりにくいものです。また、それぞれの職種は専門性が高く、お互いの仕事内容を理解するのが難しいことも、障壁の一因に挙げられます。

　一方、患者はさまざまな疾病を患っており、一人の患者が複数の臓器の疾患を抱えていることもよくあります。そして、薬剤や手術などの治療によっても体の反応や効果はさまざまであり、同じ手術を受けたら誰もが術後同じ結果になるということはありません。また、同じ疾患に対して、治療法も数種類が提案され、それぞれにメリットとデメリットが存在します。予想通りの結果が得られるかどうかも、確実にはわかりません。

　このように、医療とは複雑で不確実なものです。ですから、患者に詳細な説明を行い納得してもらうように、良好なコミュニケーションをとることが求められます。

2. 組織の「サイロ化」

　他診療科や他職種とのコミュニケーションに障壁がある状態を、組織の「サイロ化」と呼ぶことがあります。サイロとは、農産物や飼料、工業原料などの各種物資を貯蔵するための円筒形の倉庫のことです（**図1**）。複数のサイロは同じ場所に設置されますが、それぞれは独立しており、内部で物資が混ざり合うことはありません。つまり組織や企業のサイロ化というのは、企業内の部署や部門がそれぞれ孤立して業務を行っており、部署間でコミュニケーションや情報共有がなされていない状態

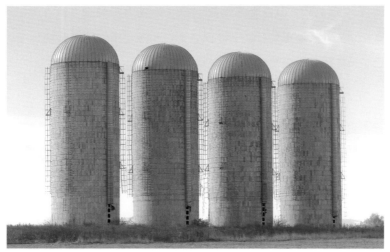

©iStock

図1　組織の「サイロ化」のイメージ

ということです。

　このようなサイロ化が起こっている組織では、作業効率の低下ばかりでなく、部署間の情報伝達がスムーズに行われず、プロジェクトの進捗が滞るなどの問題が発生し、最終的には顧客からの信頼を失いかねません。

　サイロ化のわかりやすい例としては、いわゆる縦割り組織が挙げられます。縦割り組織では、専門分野に特化した経験度・組織統制・若手教育などの面でメリットが発揮されます。一方、前述のように各部署間の横のコミュニケーションがとりにくいなど、デメリットも抱えているわけです。

　具体例としては、行政のデジタル化を目指して2021年に内閣に設置されたデジタル庁が挙げられます。デジタル庁の活動の1つには、マイナンバーカードの活用促進が掲げられました。これ以前までは、マイナンバーカード作成は総務省管轄、健康保険証は厚生労働省管轄、デジタル化機器の企業連携は経済産業省管轄というように、マイナンバーカード事業は縦割り組織の連立で進められてきました。これでは横の連携がとりにくく、マイナンバーカードと健康保険証の統合には時間がかかることが想像できると思います。

　さて、医療現場でのサイロ化について考えてみましょう。サイロに当たるものを

挙げてみると、医師の各診療科、看護部、薬剤部、各検査部、臨床工学部、事務部門など、きりがありません。各サイロは、責任者を長とした縦組織として、高度に専門化し成熟した体制と考えられます。

サイロ間でコミュニケーションがうまくいかない理由を、ある病棟の診療科と看護部のサイロを例に挙げて考えてみます。サイロを形成してしまう背景には、権威主義、相互尊敬の欠如、相手が何をしているか知らないことによる興味や情報の欠如、連携の重要性への気づきの欠如、援助を頼めない見栄など、さまざまなことが関連しています。これらを壊していくためには、その反対を目指せばよいのです。つまり、平等主義、相互に尊敬し合う、相手に興味を持ち、情報を収集する、連携を大事にする、見栄を張らないということになります。

これらを実践するためには、組織メンバーの意識改革が重要です。チームステップスは、その改革を行うためのトレーニングなのです。特に、改革を担うチームには、その部署の責任者や中心人物を含め、見本となり全スタッフを導いてもらうことが有効と考えます。

3 医療現場では通用しない日本特有のコミュニケーション

日本では、昔から報告・連絡・相談のいわゆる「ホウ・レン・ソウ」というコミュニケーション文化があります。ところが、いつ、何を、何の目的で、誰に、どのように報告すべきかは、語られてきませんでした。そのために、「あうんの呼吸」「空気を読む」「行間を読む」といった日本独自のコミュニケーションが成り立っています。ところが、医療現場では、「あうんの呼吸」などと言っている場合ではないことが、時事刻々と起きています。

例えば、ある患者が胸痛で救急搬送されてきたとします。この患者を、カテーテル室で緊急冠動脈造影したところ、経皮的冠動脈インターベンションでは治療不可能となり、手術室に移動して人工心肺下で冠動脈バイパス術が施行されました。その後、ICU に入院しています。

ではこの患者には、その1日のうちに、いったいいくつの診療科の医師、いくつ

の部署の看護師、何人のコメディカルがかかわったでしょうか。おそらく50人は下らないでしょう。すべての事柄をタイムリーに電子カルテに記載することは不可能であり、多くの口頭での申し送りや意見交換がなされたはずです。さらに、かかわったスタッフたちは、違う救急患者や予定治療の患者たちも次から次へと対応していたはずです。「あうんの呼吸」などと言っていては、危険極まりないことは明白です。ここからも、コミュニケーションの正確性、確実性、迅速性が問われていることがわかると思います。

日本のコミュニケーション文化として根づいている習慣を改め、新しいチームステップスのツールを取り入れていくことは、なかなか大変な作業となります。しかし、その必要性を認識し、受け入れていく変革が大切だと考えます。

4 アサーティブ・コミュニケーションと心理的安全性

チームステップスを導入して継続させ、成功を得るためには、アサーティブ・コミュニケーションの実践と心理的安全性のある環境を整えることが不可欠となります。

アサーティブ（assertive）という単語には、「断定的な」「積極的な」「自己主張する」といった意味があります。ここでの自己主張とは、一方的に意見を言うのではなく、相手の気持ちに配慮した上で主張することです。これは、心理療法の1つである認知行動療法のトレーニングにも取り入れられているそうです。

つまり、アサーティブ・コミュニケーションとは、相手を尊重しながら自分の意見や要望を伝えるスキルであり、相手と対等に討論できるWin-Winな関係を構築するためのスキルということになります。

まず、アサーティブなコミュニケーションを身につけるためには、「率直」「対等」「誠実」「自己責任」の4つの柱を理解しておくことが大切です。「率直」とは、自分の気持ちや意見を隠さずストレートに言うことです。「私」を主語として、相手に伝わりやすい言葉で、「私はこう思っています」と主張しましょう。「対等」とは、相手と良好な関係を築くために、対等な立場で意見を言い合うことです。言葉を選んでいても心の中で相手を見下していると、それは相手にも伝わるものです。

態度でも心の中でも、対等に尊敬し合うことが大切です。「誠実」とは、自分に対しても相手に対しても、嘘偽りなく素直な気持ちを伝える姿勢を持つことです。相手と意見が違っても、それを受け止めつつ自分の考えをしっかりと伝えるよう心がけましょう。「自己責任」とは、自分の言動に責任を持つことです。結果に対して不満があったとしても、発言した責任や、逆に発言しなかった責任があるという自覚を持つことが重要です。

　以上4つの柱を理解して、アサーティブ・コミュニケーションができるようになることで、チームとしての本領が発揮できるようになるのです。

　アサーティブ・コミュニケーションを可能にするためのチーム環境としては、「心理的安全性」が重要です。「心理的安全性」（Psychological safety）という用語は、古くは1950年代に米国の心理学者であるカール・ロジャースが提唱しています[1]。ロジャースによれば、心理的安全性は3つのプロセスから成り立ち、すなわち個人を無条件に価値あるものとして受け入れること、外部評価が存在しない環境を提供すること、そして共感的に理解することと定義しています。

　例えば、チームメンバーが仕事でやる気を出していて、パフォーマンスを向上させるためのアイデアを思いついて共有したいと思っても、厳しい批判を受けることを恐れて発言しないことがあります。一方、心理的安全性が存在する場合、チームメンバーは、新しいアイデアや異なるアイデアを発信することによるマイナスの結果について、あまり考える必要がありません。心理的に安全だと感じた結果、チームや組織を改善する意欲が湧き、より発言するようになるのです。

2 　チームステップスを知ろう

1 　チームワークとメンタルモデル

　多くの人は子どもの頃から、何をするにも「チームワークが大切だ」と言われてきたのではないでしょうか。スポーツをするときにはもちろんですが、会社や病院

などの組織でもチームワークが重要視されています。

　そこで、チームワークとは何か、改めて考えてみましょう。サッカー日本代表チームは、もちろんワールドカップ出場、そして優勝を目標に掲げています。それを達成するためには、選手個々のスキルを向上させ、自分のポジションの役割を確実に発揮して、他の選手のスキルやポジションの役割を認識し、的確にパスを出しゴールすることです。これらの行動はすべて、優勝という共通の目標を掲げることでさらに磨きがかかり、予想以上の結果につながるのです。

　これを企業に置き替えると、社員同士が助け合い、お互いの弱点を補完することで、個人では達成できない仕事を、組織として成し遂げることができるようになります。社員全員が共同体となり、一貫した目標のもとに活動することで、チームとして向上することができるのです。この共有された問題点や目標の認識の総称を、メンタルモデルと言います。

　チームが正しく機能し、チームワークが向上すると、さまざまな効果がチーム全体に生まれます。例えば、「情報共有の促進」「業務の効率化」「モチベーションの向上」「メンバー同士の学習意欲の相互刺激」「選択肢の多様化」「変化対応力の向上」「イノベーションの誕生」などです。そして、チームワークの向上に欠かせないスキルは、やはりコミュニケーションスキルとなります。

2　チームステップスとは

1.　チームステップスの成り立ち

　TeamSTEPPS®（Team Strategies and Tools to Enhance Performance and Patient Safety：パフォーマンスと患者安全を強化するためのチーム戦略とツール）は、医療従事者が効果的なコミュニケーションとチームワークスキルを通じて、患者の安全と医療の質を向上できるように設計された、根拠に基づいたツールとトレーニングカリキュラムから成るセットです。

　元々は、軍事作戦、航空、原子力などといった分野の信頼性が重視される組織から得られた経験と教訓に基づいて考案され、2000年代半ばに米国の医療研究・品

質調査機構（AHRQ: Agency for Healthcare Research and Quality）と国防総省（USDoD: United States Department of Defense）によって開発されました。

その後2011年からは、米国病院協会（AHA:American Hospital Association）もチームステップスの運用を管理し、連邦主導のプログラムが2017年9月に終了した後も、AHRQとAHAが共同してチームステップスの活動が継続されています。

AHRQでは、活動途中で「TeamSTEPPS®2.0」へバージョンアップを行っています。「TeamSTEPPS®2.0」で使われていた三角形のロゴは、チームワークトレーニングに関連する重要な概念を表す視覚的なモデルです（**図2**）。個人は、チームステップスによってリーダーシップ、コミュニケーション、状況観察、相互支援の4つの主要なチームワークスキルを学ぶことができます。そして、各スキルの能力を高めたメンバーでチームが構成されると、チームワークとしての成果、知識、態度という3つの能力が強化されます。

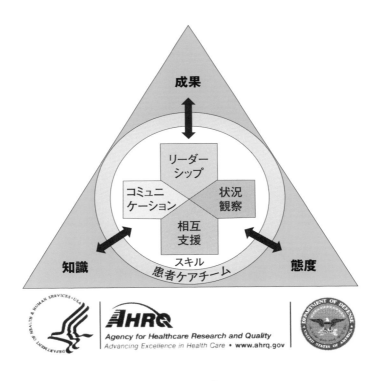

図2　TeamSTEPPS® 2.0 のロゴ

例えば、チームのすべてのメンバーのスキルが向上し能力が強化されると、チームワークスキルが向上し、よりチームに溶け込みたいという意欲や態度が醸成されます。このようにチームステップスを行うことで、スキルと結果の好循環を生み出すことが可能になります。

　さらに2023年には、「TeamSTEPPS®3.0」へとバージョンアップされました。新しいロゴ（**図3**）は、医療ケアチームの中心に患者を入れた点と、2.0ではチームワークの醸成として成果・知識・態度の3つの向上を挙げていたのに対し、4つ目として持続可能性（Sustainability）を加えた点とが、大きな変更点です。患者と家族を含めたチームメンバーが手を取り合って、チームステップスの4つの主要なチームワークスキルを実践していく活動が、患者／家族とのパートナーシップであることを象徴的に表現しています。

　「TeamSTEPPS®3.0」は、患者および家族の介護者を交えたチームトレーニングにも応用できるように、チームワークの専門家と協議してアップデートされました。

　更新されたカリキュラムでは、以前のバージョンのコンテンツが1つの統合リソースとして盛り込まれています。ユーザーは、自分の職種や役割（最前線の医療

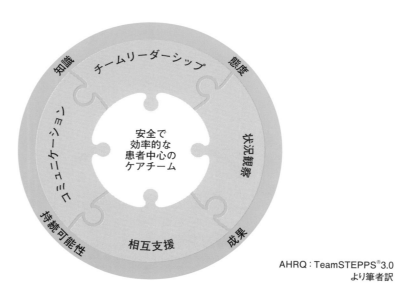

AHRQ：TeamSTEPPS®3.0
より筆者訳

図3　TeamSTEPPS® 3.0のロゴ

従事者、医療関連学生、それら教育機関の管理者、患者および家族の介護者、チームステップスの新規トレーナー、経験豊富なトレーナーなど）に応じたウェルカムガイドから始められるように構成されています。そして、トレーニングは、モジュール式のコース設計で提供され、トレーナーの役割などから、適切な項目を組み合わせて受講できるようになっています。

　それぞれのモジュールには、次の5つの主要な要素が反映されています。すなわち、①患者重視、②統一されたチームステップスのツール、③部署に即したモジュール式コースデザイン、④事前学習動画などを提供するアクティブ・ラーニング、⑤高速インターネット、メッセージング、遠隔医療などの医療テクノロジーの進化に対応したコミュニケーション方法です。このカリキュラムは、より多様な医療従事者がチームの機能にどのように役立つかに注目して設計されました。

　いずれのバージョンにおいても、コミュニケーション、リーダーシップ（チームリーダーシップ）、状況観察、相互支援の4つの主要なチームワークスキルと、それぞれのスキル向上に使用されるツールについては、変更されてはいません（**図4**）。次項から、「TeamSTEPPS®3.0」の内容を踏まえて、概要を解説していきます。

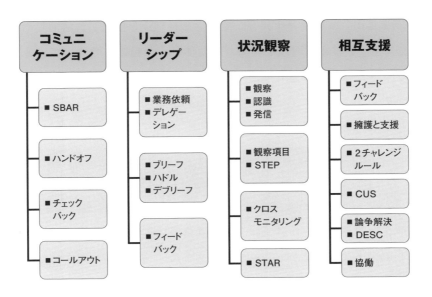

図4　TeamSTEPPS®におけるコアスキルと主なツール

2. 変革を成功させるプロセス

　チームステップスのマニュアルなどには、シンボルマークとしてペンギンが描かれていることがあります。これは、ジョン・P・コッターの著書『カモメになったペンギン』から発想を得ています[2]。長年の棲み家だった氷山が溶け出して、ペンギンたちが移住先を決めるまでの物語を通して、組織内の危機意識を高め、戦略を立てて行動を起こし、活動を継続しつつ新たな文化を根づかせる一連のステップを示しています。

　『カモメになったペンギン』の中で示されている「変革を成功させる8段階のプロセス」について、以下に紹介しておきます。

●まずは準備を整える段階として、①危機意識を高める、②変革推進チームをつくる。
●次にすべきことを決定する段階として、③変革のビジョンと戦略を立てる。
●そして行動を起こす段階として、④変革のビジョンを周知徹底する、⑤行動しやすい環境を整える、⑥短期的な成果を生む、⑦さらに変革を進める。
●最後の段階として、⑧新しい文化を築く。

　このプロセスは、いわゆるチームビルディングの変革プロセスとも共通しています。リーダーは、危機意識と変革の必要性をメンバーに説き、その変革活動に必要なメンバーを選出しビジョンを共有して、フォロワーを拡大し、活動しやすい環境（心理的安全性）を整え、明確な成果（成功体験）を起こしてすべてのメンバーを納得させ、変革を加速・継続させ、その変革を新たな文化として根づかせる。まさに、この活動そのものが、チームステップスの活動なのです。

3　チームステップスの4つのコアスキル

　チームステップスのツールは英語で表記されているため、日本に住む我々にとっては、少し馴染まない言葉かもしれません。また、ツール名は頭文字で略されており、内容を連想するのにも時間を要します。チームステップスに取り組む上では、ツールの名前を暗記する必要はなく、その内容の実践に重きを置くことが重要です。

1 コミュニケーション

　医療事故の根本原因としては、コミュニケーションエラーが7割近くを占めるという統計が、米国からも報告されています[3]。コミュニケーションは、正確に、確実に、簡潔に、タイムリーに行うことが重要であり、安全担保のためには欠かせないスキルです。

　一方、コミュニケーションの形態はさまざまで、口頭によるもの（対面の場合と電話の場合があります）、電子カルテ記載など文字媒体で伝えるものなどがあります。言い方や伝え方によっては、聞き取り内容や対応までも異なってしまいます。発信する側と受信する側の職種や専門分野の違い、また世代や知識量などのギャップによっても、誤って伝わることがあり、そこに仲介役が入るとさらに複雑になってしまいます。安全性を高めるためにも、適切なコミュニケーション方法を体得することは、医療安全の一丁目一番地と言えるでしょう。

　チームステップスでは、コミュニケーション・ツールとして、SBAR、クローズド・ループ・コミュニケーション、コールアウト、チェックバック、ティーチバック、ハンドオフ、およびI-PASSが取り上げられています。

　SBARとは、患者の状態に関して即時の注意と行動を必要とする重要な情報を伝達するための技術です。クローズド・ループ・コミュニケーションとは、発信者がメッセージを発信し、受信者がメッセージを受け入れて、フィードバックで受信内容を伝え、発信内容が受信者に確実に伝わったことを確認することです。

　その口頭によるコミュニケーション方法としては、重大事態に際して緊急性が一度に多くのメンバーに伝わるコールアウト（叫ぶ）、正確な情報伝達のため情報の発信、受領、再確認を決まりとして1対1で行うチェックバック、医師が説明した内容を患者が自らの言葉で返すティーチバックがあります。これらの方法で、発信者はメッセージが受信者に正しく理解されていることを確認するわけです。また、ハンドオフやI-PASSは、書面等による伝達や引き継ぎツールです。

　誤った情報伝達を防ぐためには、これらのコミュニケーション・ツールを体得することが必要です。大事なことは、ツールを意識しなくても自然に使用できるまで、

習慣化することです。

2 チームとリーダーシップ

　チームとは、最適なケアを提供するために、確実なコミュニケーションを実施し、適切に調整し、協力し合うメンバーの集まりです。　チームは、正式に定義され常設される場合もありますし、新たなニーズに対応するために迅速に構成される場合もあります。

　例えば、ある病棟のケアチームは、医師、看護師、薬剤師、理学療法士などで常設されています。一方、院内緊急対応コールが発令された患者に対しては、担当看護師と駆けつけた緊急対応メンバーによって、蘇生チームが臨時に結成されます。どちらの場合にも、必ずリーダーが必要です。すなわち、スタッフの誰しもが、リーダーとなる可能性があるということです。そこで、すべてのスタッフは、リーダーとして活躍できるように普段から準備しておくことが大切です。

　ここでは、リーダーシップの土台となる基礎知識について紹介します。

1.　マルチチーム・システム

　チームステップスにおけるチームの構成は、マルチチーム・システムと呼ばれ、患者を含むコアチームが頂点にあるピラミッド型で示されています（**図5**）。そのコアチームを支えるチームが、調整チームと補助・サポート部門であり、最下層で全体を支えているのが事務管理部門という構造になっています。

　また、前述した院内緊急対応チームも最上位にありますが、主要なチーム構造からは外れて構成されていると考えられています。ここで重要なことは、患者あるいは家族がコアチームメンバーであるということです。臨床現場では、患者や家族の発信を真摯に受け止め、考察し、寄り添うことで満足度が向上します。さらに、患者や家族からの注意の発信によって、チームが気づきを得ることで、より安全な医療が提供できるというわけです。

　病院の規模によっては、マルチチーム・システムはさらに複雑であることが多く、病棟などの単一のコアチームではなく、緩和ケアチームのように複数部門のメン

バーが患者の診療とケアをかけ持ち調整している場合もあります。さらには訪問診療のように、異なる専門家が時間差で患者を訪問し、同席しないでチームが構成される場合や、複数の施設やケア・プロバイダーが関与している場合もあります。このようなチームでは、患者に対してメンバー同士が一緒になる機会はほとんどないと思われます。

2.　チームリーダーの役割

　チームリーダーは、チームを組織したら、まず明確な目標を設定し、メンバーに仕事と責任を分担します。次に、計画を監視および改善し、その変化をメンバーに伝え、チームのパフォーマンスをフィードバックする、いわゆるPDCAサイクル（Plan計画→Do実行→Check評価→Action/Act改善）をしっかり回していきます。

　さらに、リソースなどの情報共有を行い、チームメンバーが互いに助け合うよう奨励し、衝突が発生した場合には健全に解決し、学習と心理的に安全な環境を育んでいきます。そして、すべてのチームメンバーに対し、患者中心の概念と活動を共有することを強化します。こうして、効果的なチームワークが構築されるわけです。

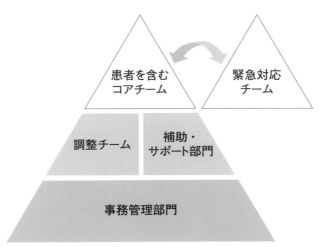

AHRQ：TeamSTEPPS®3.0 Pocket Guide.2023より筆者訳

図5　マルチチーム・システム

3. チームワークのツール

効果的なチームワークを構築するためのツールとして、チームステップスでは、ブリーフ、ハドル、デブリーフの3つが提案されています。

ブリーフとは、計画を共有し、チーム編成について話し合い、役割と責任を割り当て、メンタルモデルを共有し、結果と起こり得る不測の事態を予測するための、活動開始前の簡単なミーティングのことです。

ハドルとは、目標に向かってケアを継続的に進めるために、業務途中に実施する臨時ミーティングです。状況認識を再確認したり、実施されている計画を修正したり、結果を最適化するために評価や変更を行います。

デブリーフとは、次回へ向けての意識向上を目的に、実行された活動を通じてチームのパフォーマンスを評価する、振り返りの情報交換ミーティングです。

上記のように、ある活動の開始時と途中臨時と終了時に、チームメンバーが一同に介し、リーダーが主体的かつ端的にまとめることで、チームワークはさらに向上します。

- -

3 状況観察

- -

状況観察には、個人の状況観察プロセス、その結果としての個人の状況認識プロセス、そしてチームメンバー全体へのメンタルモデル共有プロセスの、3つのプロセスがあります。

それぞれのプロセスの内容は、（1）メンバーが個々に、周囲で何が起こっているのかを継続的に観察／評価すること、（2）メンバーが個々に、他のチームメンバーや環境、進捗状況から、周囲で何が起こっているのか、どうすべきなのかを把握／認識すること、（3）すべてのチームメンバーが状況認識を共有／維持し、コミュニケーションをとり合うことです。その結果、メンタルモデルの共有が促進されることとなります。

以下、状況観察のツールを説明します。

1.　何を観察するのか

　メンバー個人が状況や環境の重要な要素を観察するのに役立つツールとして、STEPが提案されています。STEPとは、患者の状態（**S**tatus of patient）、チームメンバー（**T**eam members）、環境（**E**nvironment）、目標に向けた進捗状況（**P**rogress toward goal）の英語表記の頭文字をとったものです。

　患者の状態には、病歴、バイタルサイン、投薬内容、身体所見、ケア計画、心理社会的問題、患者の嗜好や懸念事項などの観察項目が挙げられます。チームメンバーには、疲労、仕事量、仕事のパフォーマンス、スキル、ストレスレベルなどが、環境の観察項目には、施設情報、行政情報、人材、トリアージの感度、設備などが挙げられます。目標に向けた進捗状況には、患者の状態、チームのメンタルモデル、チームのタスク／アクション、計画に変更がないかどうかなどが観察項目として挙げられます。

2.　メンバーのクロスモニタリング

　自分自身またはチームメンバーが安全に行動できる状態かを判断するために、I'M SAFEチェックリスト（自己管理のチェックリスト）という簡単なツールも用意されています。それぞれの頭文字は、**I**llness（病気）、**M**edication（治療薬剤）、**S**tress（ストレス）、**A**lcohol and drugs（アルコールと薬物）、**F**atigue（疲労）、**E**ating and elimination（食事と排泄）となっています。

　チーム内での危機やエラーを回避する戦略として、他のチームメンバーの体調とストレスレベルを監視すること、チーム内にセーフティネットを提供すること、間違いや見落としを迅速かつ簡単に発見できるようにすること、お互いの背中を見守ることを挙げており、これをクロスモニタリングと言います。

3.　立ち止まって考えよう

　チーム活動とその結果に関する重要な情報を引き出し、共有するためのツールとして、STARがあります。これは、**S**top、**T**hink、**A**ct、**R**eviewの頭文字をとったもので、各チームメンバーは次のことを自己チェックする必要があると提唱しています。

Stop：一時停止して当面のタスクに集中すること

Think：系統的に考えて正しい行動を特定すること

Act：行為を実行すること

Review：予想される結果が正しかったことを確認すること

つまり、行動する前に、意図したアクション、状況、予想される結果について、じっくり考えることが求められます。手術室での執刀と終刀のタイムアウトは、この活動の1つです。

---

4 相互支援

「バックアップ行動」とも呼ばれる相互支援とは、チームメンバーが互いに支援し合い、パフォーマンスに関するフィードバックを提供し合い、患者の安全が脅かされている場合でも積極的にアサーティブな意見交換ができることです。

強力で信頼できるチームを構築するには、チームメンバーが他のメンバーのタスクを支援することが重要です。

患者の安全を考慮して積極的に支援を要請し、提供する側も進んで支援し、お互いの過重労働が軽減される効率的なタスク支援は、結果としてチームワークのよい雰囲気を醸成します。さらに患者および家族にも支援を求めることで、より安全性は高まり、チームの心理的安全性が構築されていきます。例えば、他のチームメンバーに「少し手が空いたので、何か手伝うことはありますか？」と声をかけるだけで、チームワークは強化されるはずです。

では具体的に、どのような相互支援のツールがあるかを見ていきましょう。

1. 形成的フィードバック

相互支援に対して形成的フィードバックをすることによって、チームのパフォーマンスをさらに向上させることができます。形成的フィードバックとは、チームメンバーがうまく成し遂げた行動に対しては敬意を払いタイムリーに感謝の意を表し、修正または改善が必要なネガティブな情報は公平に、かつ敬意を持って伝えることです。よいことも悪いことも、チームメンバーで共有することで、次に活かしていけるのです。

2. メンバー間で対立した場合

　重大な安全違反を察知または発見した場合、チームメンバー全員に「一旦停止」する権限を与えます。最初のアサーティブな発信が無視された場合には、懸念を明確に再度表明するのは発信者の責任です。これを、2チャレンジルールと言います。2チャレンジされたメンバーは、懸念を聞いて理解したことを認めなければなりません。このことは、2チャレンジされたメンバーの義務として、チーム内で事前周知させておくことが必須です。

　それでも問題が解決されなければ、心配な点（**C**oncerned）、不快であること（**U**ncomfortable）、患者安全の問題（**S**afety issue）であることをさらに強い口調で主張しましょう。これを、頭文字をとってCUSと呼びます。また、他のメンバーと協力する、スーパーバイザーに相談するなど、より強力な行動に出ることも必要となるかもしれません。

　対立を解決するための建設的なアプローチとしては、DESC（**D**escribe、**E**xpress、**S**uggest、**C**onsequences）が提案されています。これは、具体的な状況やデータを提供し、その状況をどのように感じているのか懸念を表現し、代替案を提案し、同意を求めるツールです。相手を責めるのではなく、ここでも形成的フィードバックのスキルを利用することも大切です。

　どんな組織でも対立は起こるものです。しかし、心理的安全性が確立された環境で、お互いに尊敬し合う心を持っていれば、必ず解決することができます。特に、言われた側が、受け入れなければならない意識を持つことが重要と考えます。

　表1に、チームパフォーマンスのツールをまとめました[4]。主なツールの詳細は、3章以降で解説します。

表1　チームパフォーマンスのツール

コミュニケーション
チームメンバーに簡潔、明確、具体的かつタイムリーな情報を提供する
利用可能なすべての情報源から情報を求める
チェックバックを用いて、伝達された情報を検証する
SBAR、コールアウト、およびハンドオフ（I-PASS）を用いて、チームメンバーと効果的にコミュニケーションをとる

チームリーダーシップ
チームを結成する
チームメンバーの役割と責任を割り当て、特定する
チームメンバーが共有のメンタルモデルを持っていることを確認する
チームメンバーに責任を持たせる
チームメンバーに患者と家族を含める
チームの目標とビジョンを特定する
リソースを効率的に利用して、チームのパフォーマンスを最大化する
チームメンバー間の仕事量のバランスをとる
必要に応じて、タスクや課題を委任する
ブリーフ、ハドル、デブリーフを実施する

状況観察
患者の状態を観察する
チームメンバーを観察し、安全を確保しエラーを防止する
安全性とリソースの可用性について、環境を観察する（例：設備）
目標に向けた進捗状況を観察し、ケア計画を変更する可能性を特定する
STAR を用いて、スキルベースのエラーを防止する
コミュニケーションを促進して、患者と他のチームメンバーがメンタルモデルを共有できるようにする

相互支援
タスクのサポートと協力を提供する
チームメンバーに、タイムリーかつ形成的なフィードバックを提供する
アサーティブ・コミュニケーション、2チャレンジルール、または CUS を用いて、患者の安全を効果的に発信する
2チャレンジルールまたは DESC を用いて、対立を解決する

AHRQ：TeamSTEPPS®3.0 Pocket Guide. 2023より筆者訳

4 チームステップスは継続が重要

1 持続可能性について

　チームステップスの活動は、言うまでもなく、継続させることが重要です。まずはサイロ（障壁）を壊してアサーティブな環境を整えます。その上でチームステップスを導入し、患者／家族をコアメンバーとして最適なチームワークを実践し、PDCAサイクルを回して、患者とスタッフの安全性と満足度を高めていきましょう。チームステップスの活動や院内研修を継続していく中で、各部署に適任なリーダーを擁立し、現場で日々活動してもらいながらツールを習慣化し、医療安全文化として根づかせていくことが最終目的です。

　私たちは、たとえ研修を受けてツールを理解したとしても、忙しいときや多くの患者の医療ケアが重複しているとき、人数が不足しているときなどには、手順を省略したり、いくつかの作業を同時進行させたり、自分に限って間違わないと過信したりしてしまいます。しかし、医療事故は、そんなときに限って起きてしまうものです。だからこそ、忙しいときこそツールの基本に立ち返る認識と、自然と行動に移せる習慣化が重要なのです。まさに「継続は力なり」だと思います。

　当院では、新入職の初期研修医、後期専攻研修医、その他の職種、また関連施設からの異動者を含め、すべての教職員には、チームステップスの受講を義務づけています。その上で、チームステップス再研修コースや管理者研修を奨励しています。また、外来／病棟全部署看護部、全診療科、他職種にそれぞれセーフティマネジャーを専任し、のべ90人ほどのメンバーで部署ごとに継続活動を行っています。

　彼らには、部署別医療安全活動目標（チームステップス・ツールに関連したもの）を年度ごとに提案してもらい、年度末にその活動報告をまとめて委員会で共有しています。また、医療安全推進週間を毎年開催しており、そのときのポスター作成を職員から公募したり、個人のチームステップス活動目標をカードに書いて部署掲示したりしています。さらに、セーフティマネジャーを中心に、各部署における

チームステップス活動をショートスライドにまとめて院内発表を行うイベント（優秀作品は表彰）も楽しく開催しています。

　大学病院などの大きな組織では、初期研修医や専攻研修医をはじめ、新入職員が多く、人事異動も頻繁に起こり、メンタルモデルの共有が難しい事情もあります。そのためにも、チームステップス活動の持続可能性は重要な課題となります。活動を継続するためのコツとしては、その部署の責任者を巻き込むことがポイントだと考えています。

---

2 まとめ：安全な医療環境を目指して

---

1. Safety-I と Safety-II の考え方

　認知システム工学の先駆者と言われるエリック・ホルナゲルは、リスクマネジメントをSafety-I と Safety-IIの2つに分けて論じています[5]。ホルナゲルは著書の中で、危険やリスクにつながる要因を取り除くという従来の方策（Safety-I）だけでは、現代のシステムで生じる事故やトラブルは避けきれないため、初期段階で修正できたり、未然に中断できたりした要因を分析し強化することで事故発生を防ぐというSafety-IIの必要性を説いています。

　例えば、医師が誤って、ある患者にアレルギー歴のある抗生剤を処方してしまい、内服3日目に全身の薬疹で入院となった事例を考察してみましょう。従来のSafety-Iでの対策では、患者のアレルギー歴にある薬剤を電子カルテで処方しようとすると、アラートされるシステム改修ということになるかもしれません。しかし、医師がそのアラートを無視したり、そもそも患者がアレルギー歴を申し出ていないこともあるかもしれません。

　この事例の周辺には、事前に気づいてヒヤリ・ハットの段階で防止できたであろう場面が山ほどあるはずです。いくつか挙げてみると、外来で付き添っていた看護師が問診票の記載に気づいてオーダー医師に指摘する、薬剤師が調剤のときに気づいて疑義照会する、患者が内服するときに気づく、などでしょうか。これらの気づきとコミュニケーションを強化していく対策がSafety-IIであり、患者を含めた多

職種での観察、発信こそが、チームステップスの本質だと思います。そして、その部署の環境に心理的安全性があり、アサーティブ・コミュニケーションが実践されていることが重要なポイントとなります。

2.　各施設に合ったチームステップスに取り組もう

　施設・部署という環境や職種が異なれば、それぞれの問題点や課題も違います。また、取り組み方もさまざまでしょう。本書の取り組みを参照いただき、チームステップスの本質を理解し、組織横断的に取り組んでいただければと思います。

　繰り返しとなりますが、チームステップス活動で重要なポイントは、アサーティブ・コミュニケーションの普及、良好なチームワーク、活動の継続、ツールの習慣化だと考えます。さらに安全安心な医療環境を目指して、頑張っていきましょう。

引用文献

1) Rogers, Carl：Towards a Theory of Creativity. Vernon, P.E. Creativity Selected Readings. Penguin Books. p.137–151. 1970.

2) ジョン・P・コッター／ホルガー・ラスゲバー：カモメになったペンギン．藤原和博訳．野村辰寿絵．ダイヤモンド社．2007．

3) The joint commission：improving america's hospitals：the joint commission's Annual report on quality and safety 2007.

4) Agency for Healthcare Research and Quality：TeamSTEPPS 3.0 Pocket Guide. 2023. https://www.ahrq.gov/sites/default/files/wysiwyg/teamstepps-program/teamstepps-pocket-guide.pdf

5) エリック・ホルナゲル：Safety-1 & Safety-2　安全マネジメントの過去と未来．北村正晴／小松原明哲監訳．海文堂出版．2015．

参考文献

・ Agency for Healthcare Research and Quality：Team Strategies & Tools to Enhance Performance & Patient Safety（TeamSTEPPS®）3.0.（Content last reviewed July 2023）. https://www.ahrq.gov/teamstepps-program/index.html

・ 東京慈恵会医科大学附属病院医療安全管理部　落合和徳／海渡健：チームステップス　日本版　医療安全．メジカルビュー社．2012．

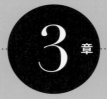

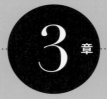

主なコミュニケーション ツールの考え方と事例

1 7つのコミュニケーションツールの概要

2章では、チームステップスの概要を説明しました。チームステップスでは、よりよいチーム活動のために、「リーダーシップ（チームリーダーシップ）」「状況観察」「相互支援」「コミュニケーション」の4つのコアスキルを示し、それぞれに行動ツールが紹介されています。メンバーが、これらを身につけて実践することにより、チームの知識や活動の成果、チームの信頼関係などが向上するとされます。

3章では、チームステップスで紹介している主要なコミュニケーションツールについて説明します。

1 SBAR（エスバー）

SBARは、コミュニケーションエラーが全員の生死を左右する潜水艦内でのコミュニケーションツールとして考案された、確実に意見を伝えるコミュニケーションエラー防止対策です。

Sは、**S**ituation（シチュエーション：状況）、Bは、**B**ackground（バックグラウンド：背景）、Aは**A**ssessment（アセスメント：評価）、Rは、**R**ecommendation

（リコメンディション：提案）の頭文字を順に並べて表現したものです（**図1**）。緊急事態や早急な回答がほしい場合に、自分の思いや悩みを確実に発信しないと相手がその重要性を受け入れて返信してくれないという前提を理解し、具体的、明確に自分の考えや希望も含めて表現することでコミュニケーションエラーを防ぐ方法と言えます。

　医療現場では、交わされた情報をもとに、医師や担当者が判断して、患者に必要な行為が決定されることになるため、発信者がいかに正確に情報を伝えられるかが大変重要となります。

　患者に、迅速な注意や対応が必要ではないかと心配する状況が起きたとき、だらだらと前置きを説明し、最後に「実は……」という相談の仕方をしていると相手に対して緊急性は伝わらず、正しい回答は期待できません。まず、①患者に何が起きているのか、患者の状況や緊急性（S）を伝えます。重要な情報を最初に提示することで、重要な相談であることが伝わり、相手の注意を向けることに役立ちます。

　次に、②どのような臨床的背景や臨床状況がある患者なのか（B）を端的に述べます。ここで、患者に関する全体的な情報が伝わり、どのような患者なのかイメージすることができます。それに引き続き、③何が問題だと思っているのか患者の状

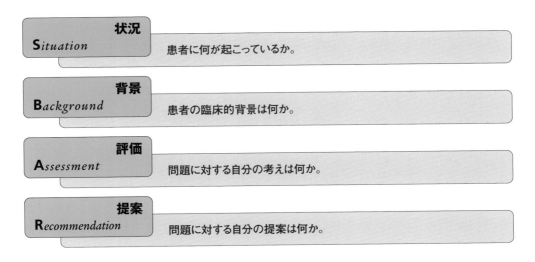

図1　確実な報告・相談のために有効なSBAR

況についての自分の考え（A）を述べます。なぜ報告しているのか、自分の心配している内容やその程度を具体的に伝えます。そして最後に、④相手にしてほしい対応（R）を具体的に示すことが必要です。ある程度の緊張感を与えるような提案の仕方を体得することが大切です。

　いくつかの場面を想定したSBARシートが4章以降に示されますが、SBARを意識して行うには、提案する際に、「患者の状況は…で」、「患者の背景は…です」「私の解釈は…で」、「提案は…です」などと、状況・背景・解釈（評価）・提案などの単語を自ら発信し、それにつなげて話すことが有効かもしれません。

　ただし、チームワークやアサーティブコミュニケーションの浸透度が低いメンバー間では、自分の解釈や提案が「そんなことはそっちが決めることではない」という反応に結びついてしまいます。努力して発信した内容に対して、そのように自分の行動を非難するような対応をされた場合は、その後の積極的な発信は期待できなくなり、チームワークが悪化し、医療の安全性が低下します。アサーティブな環境の確認と、発信者が非難されない環境、組織として発信者を守る姿勢を明確につくり出すことが必要です。

2 コールアウト（Call Out）

　緊急事態で情報を整理せずにだらだらと説明すると、緊急性が伝わらなかったり、誰に発信しているのかわからなかったりします。この不明瞭なコミュニケーションは反応の欠如や無視につながり、緊急対応が困難になります。コールアウトは、危機的な状況で重要な提案をする際に活用されるべきコミュニケーションツールとされています。

　大きな声で、簡潔に、明瞭に、重要な情報を確実に発信することによって、周囲の注目を集め、必要な情報がチーム全体に伝わり、確実な対応を予想させるものです（図2）。例えば、心肺蘇生対応中などは、医療者一人ひとりが刻々と変化する患者状況に対応しなければなりません。血圧や心拍数、薬剤の投与指示や実施報告等、大きな声で端的に表現することで、対応チーム全員に状況を伝え、互いに確認をす

<table>
<tr><td colspan="2" align="center">**コールアウト**</td></tr>
<tr><td>**内容**</td><td>・だらだら言わず、重要な単語を大声で発信すること</td></tr>
<tr><td>**活用状況**</td><td>・重要事項を全員に同時に伝える危機的状況
・周囲の人に協力を求める緊急事態
・決まった相手に確実に伝える場合</td></tr>
<tr><td>**目的**</td><td>・メンバーが次にとるべき行動を予想する材料になること
・行動をとるべき個人に、責務を果たすよう明確に指示すること</td></tr>
</table>

図2　周囲に発信したいときはコールアウト

ることができます。

　日常の診療においては、担当科の判断を待てないような緊急事態にも活用できます。患者の診療担当科が細分化されているような部署では、一刻を争う緊急事態でも「とりあえず担当医の判断を仰がないと次の行動が決まらない」という対応がとられる場合があります。このような場合には、大きな声で周囲に危険性を発信し、担当医以外であっても、近くにいるメンバーに援助を要請することが必要です。

　大切なことは、担当医を待つことではなく、患者の安全なのです。一刻も早い対応が必要とされる場合には、適切に対応されるのであれば、患者を救うのは誰であってもよいはずです。また、救急室や処置室あるいは手術室などで患者の状態に変化が起こった場合、あるいは緊急の対処が必要と判断された場合には、だらだらと文章で発信せず、重要な単語を大きな声で発信することで、より確実な対応が期待されるようになります。

　「大声を出す」ことは簡単なことのようですが、実践しようとすると意外に勇気がいるものです。緊急時には、「誰か来てください！」「先生を呼んでください！」

「救急カートを持ってきてください！」「挿管チューブが抜けかかっています！」など、ちゅうちょせずに大きな声で叫ぶことも大切なことだと認識しましょう。

---

3 ハンドオフ（Hand Off）

　ハンドオフとは引き継ぎのことです。引き継ぎは、情報を正確に伝えるための重要な行為ですが、多くのエラーが生じやすい危険な場面でもあります。特に、自分の依頼したことが相手に十分に伝わらず、双方向の情報のやりとりであるコミュニケーションが誤ってなされることがしばしばあります。引き継ぎの際にエラーが起きれば、患者が正しい治療を受けられなかったり、有害な事象に巻き込まれたりする可能性もあります。

　申し送り時のコミュニケーションエラーを防ぐため、チームステップスでは申し送る内容について、「I PASS the BATON（アイ・パス・ザ・バトン）」というフォーマットが提唱されています。

　I PASS the BATON（私がバトンを渡します）で示されている伝達事項は、Introduction（自己紹介）、Patient（患者の氏名、年齢、ID番号、性別、病棟など）、Assessment（患者評価、現在の訴え、バイタルサイン、症状、診断、判断など）、Situation（現在の状況と症状）、Safety（重大な検査結果やアレルギーなどの安全上の問題）、Background（患者背景、既往歴、合併症、投薬状況など）、Actions（これまでの対応、今後必要な行動）、Timing（緊急性の程度や優先順位など）、Ownership（患者対応の責任者氏名）、Next（予想される変化や緊急対応の有無など）、となっています。

　しかし、英語を母国語としない我々には、この英文から内容を予想するのは困難です。そのため、申し送りや引き継ぎの漏れを防ぐための手段として、自分たちで必要な項目を考えて「申し送りのためのチェックリスト」や「申し送り用紙」などを作成・活用することも、有効な方法として推奨されます。当院の研修会では引き継ぎの際には、具体的に申し送ること、チェックバックを確実に行うことを強く勧めています。コミュニケーションが複数名の間で行われるものである以上、それぞ

れが自分の常識で申し送り内容を理解します。「自分の常識は他人の非常識」と言われるように、メンバー間には理解の基本となる常識に相違があります。我々はこの相違を「常識のギャップ」と表現していますが、医療従事者間にはもちろん、医療チームの一員である患者と医療者との間には、かなり大きい「常識のギャップ」があります。

　言ったつもりが伝わっていない、申し送りをしたのに違う対応をされた、などの伝達ミスの原因に「常識のギャップ」が関係していることがしばしばあります。そのため当院では申し送りに際しては、常識のギャップが存在することを前提に、「これくらいは言わなくてもわかっているだろう」と考えることはせず、具体的に表現することを非常に強く言い続けています（**図3**）。

```
┌─────────────────────────────────────┐
│  メンバー間に存在する常識のギャップが  │
│    医療事故につながることを理解する    │
└─────────────────────────────────────┘
                  ↓
┌─────────────────────────────────────┐
│  本人とメンバーの常識のギャップを埋める努力をする  │
└─────────────────────────────────────┘
                  ↓
┌─────────────────────────────────────┐
│  確実に口に出して発信し、受領と理解度を確認する  │
│      （ハンドオフ・チェックバック）       │
└─────────────────────────────────────┘
                  ↓
┌─────────────────────────────────────┐
│  個人の貴重な気づきを、患者を含めたチームの  │
│      共有財産にして活用する         │
└─────────────────────────────────────┘
```

図3　メンバー間の常識のギャップを埋めることが重要

4 チェックバック（Check Back）

　申し送り時にハンドオフと併せて行うべき確認行為がチェックバックです。復唱行為（復唱確認）は、言われたことを繰り返すということで、医療界の常識になっています。しかし、「わかりました」と述べるだけで、復唱が形だけとなってしまい、意味をなしていない場面もまだまだ多く見受けられます。

　まず復唱の実行率を上げることが第一のエラー対策になりますが、復唱を行うだけでなく、内容を伴う復唱にしないと意味がありません。最近では「復唱もコミュニケーションである」という考えから、復唱は2ウェイ・コミュニケーションとも呼ばれています。

　チームステップスでは、復唱の効果をさらに高めるため、チェックバックが推奨されています。チェックバックとは、提案者（送り手）が発信した情報を、受領者が受けとめ、復唱し、さらにここで終わらずに、提案者の責任で「そのようにお願いします」と相手に正しく伝わったことをしっかりと確認し、コミュニケーションの輪を閉じるクローズド・ループ・コミュニケーションを行うことです（図4）。

　復唱は2ウェイ・コミュニケーションですが、チェックバックは3ウェイ・コミュニケーションとも呼ばれる方法で、これを確実に行うことで、明らかに申し送り時の伝達ミスが減少します。提案者が発した情報が確実に受領者に伝わるようにするために、誰でも簡単に行うことのできるツールです。

　具体的には、受領者は「繰り返します、○○ですね」とそのまま復唱し、提案者は「そう、そのようにお願いします」といった形で会話を行います。受領者からのチェックバックがない場合には、提案者のほうから、「指示の内容を復唱してください」などとチェックバックを促すことも必要でしょう。電話での依頼や応答場面では、特にチェックバックが効果を発揮します。内容は簡単ですが、意識的に「繰り返します」や「そのようにお願いします」といった一文を、途中や最後に加えることで、効果的に伝達ミスの軽減をはかることが可能です。ぜひチェックバックの習慣を身につけてください。

そのように
お願いします

送り手による
伝達の確認

これをお願い
します

送り手からの
情報の発信

受け手による
受領と復唱

繰り返します
…ですね

図4　チェックバックで会話のループを閉じる

STEP（クロスモニタリングで観察すべきポイント）

患者状況（Status）

- 患者既往歴
- バイタルサイン
- 服薬状況
- 身体所見
- ケア方針
- 精神状況

環境（Environment）

- 施設状況
- 管理情報
- 人的資源
- 対応の鋭敏性
- 機材

チームメンバー（Team member）

- 疲労
- 労働負荷
- 業務遂行具合
- 技量の程度
- ストレス状態

進捗状況（Progress）

- 患者状況
- チーム目的
- 目的達成の有無
- 援助の必要性
- 計画の適切性

図5　STEP：安全上の問題が観察された場合はちゅうちょなく指摘

5 クロスモニタリング（Cross Monitoring）

　医療の安全性を高めるためには、さまざまな場面において状況を観察することが必要です。チームステップスでは、患者の状態（Status）、チームメンバーの状況（Team member）、環境（Environment）、進捗状況（Progress）の4つをSTEP（ステップ）と呼び、観察すべきポイントとしてまとめています（図5：47頁）。

　その中でも特にチームメンバーや同僚の行動や知識、言動に対して、意識して観察し、安全上の問題やチーム活動に悪影響を与えている場合、あるいは、メンバーが不安そうだ、困っているようだと判断された場合には「こうしたほうがいいんじゃない？」「何か手伝おうか？」とちゅうちょなく助言することを、クロスモニタリングと呼んでいます。先輩や上司など上下関係のある立場の人に対して助言することは、非常に勇気のいることです。しかし、勇気を持って自分の"気づき"を表現することが、患者の安全につながります。そして、チームメンバーからのクロスモニタリングにより助言をしてもらった人は「教えてくれてありがとう」「助かったよ」など、感謝の言葉を表現することも忘れてはいけません。その一言が、互いに指摘し合えるよいチームワークをつくるのです。

6 2チャレンジルール（2 Challenge Rule）

　2チャレンジルールは、基本的な安全上のルール違反を発見、あるいは危険性を察知した人が、その行為をいったん止めさせるために緊急の対処や行為の停止の提案を繰り返し、最低2回は提案することです。

　1度目の提案が無視されたとき、もしかしたら、相手には提案したことがよく聞こえていないのかもしれません。あるいは、情報が不十分で正しい判断ができていないのかもしれません。このような場合、発信者は「自分は1度言ったから役割は果たした」とか、「聞き入れてくれないのは相手の問題だ」などと言い訳をして自分を納得させようとするかもしれません。しかしそれは、患者の安全を脅かすものであることを忘れてはいけません。

　危険に気づいた人には、患者の安全のためにその気づきを発信し、結果に結びつける責任があることを自覚してほしいのです。2度目の提案がうまくいくためには、同じ提案を繰り返すのではなく、「その人はなぜ正確な判断ができないか」を考え、正確な判断を下すために必要な情報を提供することが必要です。

　同じことばかり言っていても、相手は殻に閉じこもり、聞き流し、聞く耳は閉ざされていきます。新たな情報を知らされると、案外すんなりと聞き入れてくれることがあるものです。患者の安全のために、あきらめずに繰り返し、最低2回は提案してみましょう（**図6**）。

7　CUS（カス）

　危険性を察知し、2チャレンジルールで提案しても受け入れられない場合、緊急避難的対応を行うツールとしてCUSがあります。

　CUSは、**C**oncerned（心配です）、**U**ncomfortable（不安です）、**S**afety issue（安全上の問題です）の3段階のプロセスの頭文字を取ったものです。心配なこと、

2チャレンジルール

- 活動を中断させるため繰り返しアピールする
  - ・危険が予想される場合の回避策

- 対応が納得できない場合は2回は主張する
  - ・自分の責任で発信するルール

- 相手は必ず聞き入れ対応する
  - ・対応しなければいけないルール

- 単に繰り返すだけでは相手は受け入れない
  - ・気づいていない新規情報を提供し判断を促す

図6　2チャレンジルール

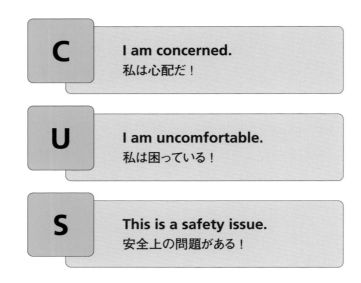

C I am concerned.
私は心配だ！

U I am uncomfortable.
私は困っている！

S This is a safety issue.
安全上の問題がある！

図7　CUSは相手の対応に直接表現する緊急避難対応

基本的な安全上のルール違反や、安全上の問題を発見した場合には、行為を中断させる責任・義務があることを自覚する

危険な行為を中断させる権限を与え、組織は、個人が攻撃されることがないように擁護する

「相手を尊重しながら主張する」アサーティブコミュニケーションの意識が重要

図8　2チャレンジルールやCUSで大切なこと

危険なことに対して、「私は心配です」「安全上の問題があります」と、直接的に表現するという規則です。気づいた人には発信する責任・義務が、提案された人は聞き入れる義務があります（**図7**）。しかし、2チャレンジルールやCUSでも提案が受け入れられないような場合には、命令系統がさらに上位の人や、より影響力のある人に提案し、より強い対応をしてもらうことが必要なこともあります。

　2チャレンジルールもCUSも、行動に移すには、患者の安全を第一に考えるという組織の姿勢が重要です。つまり、安全上の問題を発見した場合には、その危険を知らせるための義務があると同時に、危険な行為をやめさせる権限もあることを組織が認め、提案者を擁護することが必要です。

　たとえそれが間違った提案であった場合でも、個人を攻撃するのではなく、なぜそれが違うのかを説明することで、理解は得られるはずです。根拠を示し、間違いを訂正してあげることは、教育的な意味でも大変貴重な場面となるでしょう。もちろん、行為の中断を提案する場合にも、「相手を尊重しながら主張する」という意識は欠かせません。発信者と受領者相互に、アサーティブコミュニケーションを心がけることが重要なのです（**図8**）。

　アサーティブコミュニケーションを意識して、チームステップスのコミュニケーションツールを活用することにより、誰もが気兼ねなく気づきを発信できる「心理的安全性」のある組織づくりにもつながるものと考えます。

参考文献

・東京医科大学医学教育学・医療安全管理学監訳：WHO患者安全カリキュラムガイド多職種版 2011.
　https://iris.who.int/bitstream/handle/10665/44641/9789241501958_jpn.pdf?sequence=3
・Agency for Healthcare Research and Quality：Team Strategies & Tools to Enhance Performance & Patient Safety（TeamSTEPPS®）.
　https://www.ahrq.gov/teamstepps-program/index.html
・東京慈恵会医科大学附属病院医療安全管理部・落合和徳／海渡健編：チームステップス　日本版　医療安全. メジカルビュー社. 2012.

2 　7つのコミュニケーションツールを用いた応答事例

　これまでの説明で、チームステップスは良好なチームワークをつくり出し、医療の質と安全を高める推進策であることが理解できたと思います。しかし、「チームステップスがよいことはわかったけれど、実際にどのような場面で活用できるの？」という疑問を持っている人も多いと思います。

　チームステップスという名前は聞くけれど、実際の活用方法についてはほとんど示されていないため、あまり普及していないのが実情ではないでしょうか。これからいくつかの場面を想定し、「こんなときに使えるんだ。あまり難しく考えなくてよいんだ」という感覚を持ってもらおうと思います。それぞれのツールと場面の概略は以下のとおりです。1つ強調したいことは、それぞれのツールは独立したものではなく、お互いが重なり合いながら役立つもので、名前より内容を理解することが大切だということです。

1. SBAR

①術後の出血性ショックを心配した看護師が、医師に患者の状態を報告した場面

②不整脈の治療をした患者の意識レベル低下で脳梗塞を疑った看護師が、SBARを活用して医師に診察を依頼した場面

2. コールアウト

①非常階段で床にうつぶせで倒れている人を発見した事務員が周囲に発信し迅速な対応ができた場面

②急変時、緊急コール後に救急対応チームが到着し、ベッドサイドで治療開始した場面

3. ハンドオフ

①術後に再出血の可能性があることを、I PASS the BATONを使い病棟看護師に伝達している場面

4. チェックバック

①呼吸器付属の加湿器アラームが鳴りやまない状態を臨床工学技士に相談したが、情報の共有が不十分で呼吸器自体のスイッチをOFFにしてしまった。ハンドオフやチェックバックが活用されなかった場面

②利尿剤の指示が出て用意したが、規格の違いを医師が指摘した場面

5. クロスモニタリング

①ペニシリン系アレルギーのある患者の手術に際して、手術室看護師が執刀医にタイムアウトの際にアレルギーと使用予定の抗生剤の変更の必要性を伝え、変更された場面

②臨床検査技師が病棟に免疫抑制剤の血中濃度確認の採血に来た際に、薬剤を内服してしまったのではないかと看護師が心配し、待ってもらうように提案した場面

6. 2チャレンジルール

①リカバリー室から病棟へ帰室させる際に、出血状況の悪化に看護師が気づき、医師に2チャレンジルールを試みた結果、安全な対応ができた場面

②先輩看護師からトイレでのグリセリン浣腸実施の協力依頼を受けた後輩看護師が、トイレで行うのは危険だとケア方法の再検討を先輩看護師に指摘し、受け入れられた場面

7. CUS

①医師から、看護師単独で脳梗塞疑いの患者を緊急MRIに連れて行くように指示されたが、患者の変化が予測されたためCUSを使い医師とともに搬送ができた場面

②リハビリ終了後の患者の様子がいつもと違うと感じた理学療法士が、患者単独の帰室ではなく、看護師の迎えを強く依頼した場面

1. SBAR

①術後の出血性ショックを心配した看護師が、医師に患者の状態を報告した場面

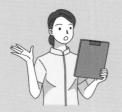

看護師（いつもより出血量が多いな。血圧も低くなっているから連絡しよう）
「すみません。今日手術した倉持さんですが、術中出血700mL、術後ドレーンから300mL出血しています。意識レベルはクリアで、術直後のヘモグロビンは12.5です。血小板は3万で3時間で140mLの出血です。既往に不安定狭心症があります。血圧が110から80に低下、脈拍は70から90に増加しています」

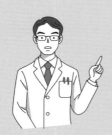

医師「ふうん。いつもそのくらい出血する手術だからね。様子みてよ」
看護師（えっ。指示はそれだけ？　心配だな…）
「わかりました。モニタつけますか？」
医師「そうだね、まあ、一応つけておいて」

> 「それで、何が言いたいの？」とならないために、緊急の注意喚起や対応が必要な状況では、SBARを意識して伝達することで、相手に伝わりやすくなります。SBARを活用したシナリオにしてみます。

S（状況）

看護師「2階病棟の看護師・大島です」
「今日手術した倉持さんですが、術後ドレーンからの出血が300mLといつもより多いので心配です」

B（背景）

「術直後のヘモグロビンは12.5ですが、血小板は3万で3時間で140mL出血しています。血圧は110から80に低下、脈拍は70から90に増加しています」

A（評価）

「既往に不安定狭心症もありますし、出血性のショックなども心配です」

R（提案）

「診察や採血をしていただきたいです。先生、来ていただけますか？」
医師「そうだね。念のため採血しておこうか。これから向かうので、モニターをつけてください」

②**不整脈の治療をした患者の意識レベル低下で脳梗塞を疑った看護師が、SBARを活用して医師に診察を依頼した場面**

S（状況）

A病棟、看護師の松本です。患者さんの状態が変化しているので、相談・報告です。
15号室の久保 理香さんが、声かけにも返事がなく、左の腕が上がらない状況です。

B（背景）

久保さんは、54歳女性で、今回は発作性心房細動の治療目的で入院され、2日前に不整脈の治療をされています。既往に糖尿病があります。
血糖値は入院中150〜300mg/dL台で経過、その都度スライディングスケールに則ってインスリンを使用しています。最終血糖値は1時間前で105mg/dLでした。

A（評価）

夕食の配膳時に訪室したところ、左口角の下垂、JCSでⅡ-20〜30、左上肢の麻痺があります。

R（提案）

私は、脳梗塞、脳出血の可能性があるのではないかと思います。現在、他のスタッフがバイタルサインと血糖を測っています。すぐに診察していただけませんか？

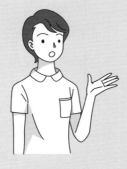
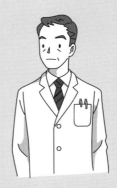

2. コールアウト

① 非常階段で床にうつぶせで倒れている人を発見した事務員が周囲に発信し迅速な
　 対応ができた場面

コールアウト

事務員「…！！（誰か倒れている！　助けないと！）」
　　　　「誰か、手を貸してください！　人が倒れていま
　　　　す！」
看護師「どうしました？　何か声が聞こえたけど…」
事務員「人が倒れています！　手を貸してください」
看護師「わかりました。私は、この人の救命を始めま
　　　　す。あなたは、近くの階に行って、緊急コールを
　　　　鳴らすように伝えてください」
事務員「はい。緊急コールの発令ですね」

② 急変時、緊急コール後に救急対応チームが到着し、ベッドサイドで治療開始した
　 場面

全員が
コールアウトで、
情報を共有

医師「呼吸は？」
看護師A「呼吸は浅いです！　酸素飽和度86％です！」
医師「気管挿管の準備は？」
看護師B「7.0Frサイズで準備しています！」
医師「点滴のルートはあるの？」
看護師A「右手前腕にあります！」
医師「強心剤はいつIV（静脈注射）したの？」
看護師B「強心剤投与は1分前です！　タイムカウン
　　　　トをしています！」
看護師B「強心剤投与後2分経過しました！」

3. ハンドオフ

①術後に再出血の可能性があることを、I PASS the BATON を使い病棟看護師に伝達している場面

I PASS the BATON（アイ-パス-ザ-バトン）

Introduction	自己紹介	≫ 今日、小林誠さんの手術をした医師の朝田です。
Patient	患者氏名、年齢、性別、所属	≫ 小林誠さんは57歳男性。耳鼻科で入院中です。
Assessment	主訴、V/S、問題徴候、診断	≫ 今日、扁桃腺のOPEを実施しました。
Situation	現在の状況、症状、治療後の反応	≫ 術中は特に問題はなく、現在は落ちついています。今後、術部から出血する可能性があります。
Safety	重大な検査結果やアレルギーなどの安全上の問題	≫ 出血したら、手術しないと止血はできません。

the

Background	患者背景、既往歴、服薬状況、家族歴	≫ 既往に高血圧があるから、血圧と口腔内からの出血に注意してください。
Actions	これまでの対応、今後必要な行動	≫ 血圧が150以上になったり、口腔内に出血混じりの唾液が続くかもしれません。
Timing	緊急性の程度や優先順位など	≫ その場合、緊急で止血術が必要となります。
Ownership	責任者は誰か、家族の連絡先	≫ 当直の野口先生と小林さんの息子さんに連絡してください。連絡先はここです。
Next	予想される変化や緊急対応の有無	≫ その際は、再手術の必要があるかもしれないので、野口先生の指示に従い、準備を進めてください。

4. チェックバック

①呼吸器付属の加湿器アラームが鳴りやまない状態を臨床工学技士に相談したが、情報の共有が不十分で呼吸器自体のスイッチをOFFにしてしまった。ハンドオフやチェックバックが活用されなかった場面

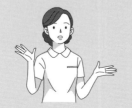

看護師「呼吸器に付いている加湿器のアラームが鳴りやまないんです」

臨床工学技士「そうしたら（加湿器の）電源を一度、OFFにしてください。入れ直すとすぐに立ち上がります」

看護師「（呼吸器の）電源をOFFにしていいんですか？　看護師が実施してもいいんですか？」

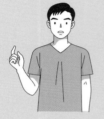

臨床工学技士「はい。（加湿器の）電源をOFFにしてすぐにONにしてください。それでもアラームが止まらないようでしたら、病棟に向かいます」

看護師「わかりました」

→看護師は呼吸器の電源を切断後、再起動したが、その呼吸器は初期化され機能しなかったため、すぐに手動換気に切り替え、当直医と臨床工学技士をコールし再設定し直した。

今回は（　）の部分を声に出して相談（ハンドオフ）しなかったため、お互いの考えていることが異なり、正確に伝わりませんでした。また受け答えを「わかりました」ではなく「繰り返します」と言ってチェックバックすると、お互いの考えていることの違いに気づきます。確実にチェックバックしたシナリオにしてみます。

チェックバック

看護師「わかりました、繰り返します。呼吸器の電源を1回切って、再起動すればいいのですね」

臨床工学技士「いいえ、呼吸器の電源ではなく、加湿器の電源を再起動してもらいたいのです」

看護師「加湿器は1回実施しています」

臨床工学技士「そうでしたか。それでは、現場に向かいます」

看護師「よろしくお願いします」

②利尿剤の指示が出て用意したが、規格の違いを医師が指摘した場面

医師「島田さんのラシックス2ミリグラム準備して」
看護師「わかりました、2ミリですね。準備します」
医師「ちょっと待って、2ミリだけでは2ミリリットルか、
　　　2ミリグラムかわからないので、規格をちゃんとチ
　　　ェックバックしてね。今回は2ミリグラムだよ」

チェックバック
看護師「すみません、繰り返します。島田さんのラシッ
　　　クス2ミリグラムですね」
医師「そう、そのようにお願いします」

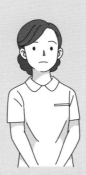
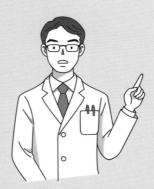

5. クロスモニタリング

①ペニシリン系アレルギーのある患者の手術に際して、手術室看護師が執刀医にタイムアウトの際にアレルギーと使用予定の抗生剤の変更の必要性を伝え、変更された場面

**クロス
モニタリング**

医師「抗生剤はセファメジンを投与してね」

看護師（あれ？　ペニシリンアレルギーの患者にセファメジンか？　大丈夫かな？　一応、クロスモニタリングで確認してみよう）

看護師「先生、山本さんはペニシリンアレルギーがあります。使用予定の抗生剤はセファメジンですが、類似系統なので変更しなくていいですか？」

医師「本当だ。気づかなかったよ。教えてくれてありがとう。では、山本さんの抗生剤はクリンダマイシンに変更します」

看護師「はい。山本さんの抗生剤をセファメジンからクリンダマイシンに変更ですね」

---

②臨床検査技師が病棟に免疫抑制剤の血中濃度確認の採血に来た際に、薬剤を内服してしまったのではないかと看護師が心配し、待ってもらうように提案した場面

臨床検査技師「今日は、佐々木さんの免疫抑制剤内服前の採血をします」

看護師「えっ？　今日は採血する日でしたか？」

臨床検査技師「はい、そのような指示になっています」
（あれ？先生からは、採血の指示を聞いていないのかな？どうしよう…）

看護師（技師が困っているから、早く確認したほうがよさそうだな…）

**クロス
モニタリング**

「ちょっと待ってください。佐々木さんに確認してきます」

看護師「指示がうまく伝わっていなかったようです。佐々木さんは、すでに内服していました。先生に報告しますね」

臨床検査技師「そうですか、採血に行かなくてよかったです。確認してくれてありがとうございます」

6. 2チャレンジルール

① リカバリー室から病棟へ帰室させる際に、出血状況の悪化に看護師が気づき、医師に2チャレンジルールを試みた結果、安全な対応ができた場面

看護師「先生が執刀した斉藤さんの創部からじわじわ出血しています。病棟に帰室しても本当に大丈夫ですか？」

医師「大丈夫だよ。そんなに出血していないでしょ？術後だから仕方ないよ」

看護師「先生、出血量としては今、50mL程度ですが、出血は続いていますし、BPも110台から90台に低下しています。私は病棟帰室の前に先生に確認していただいてから安全に病棟帰室したいと思います」

2チャレンジルール

医師「わかったよ。今はすぐに手が離せないから、代わりの医師を早急に向かわせるよ。僕もなるべく早く向かうよ」

看護師「お願いします」

→患者は、創部からの出血を認め、リカバリー室からそのまま手術室に向かうことになり、止血術を行った。

② 先輩看護師（梅田）からトイレでのグリセリン浣腸（GE）実施の協力依頼を受けた後輩看護師（野中）が、トイレで行うのは危険だとケア方法の再検討を先輩看護師に指摘し、受け入れられた場面

梅田「野中さん、中村さんをトイレでGEしようと思うんだけど、手伝ってくれない？中村さん体が大きくて体が支えられないから、1人じゃできないの」

野中「はい…　でも手伝うのはいいのですが中腰や立位でGEを行うのは危険だったと思うのですが…」

梅田「そうだっけ？でも食事の時間も近いし、中村さん大部屋だから、トイレでやったほうがいいと思うんだよね」

2チャレンジルール

野中「トイレでは臥位になれないので、危険だと思います。他の場所で安全にGEできるようにしたいです」

梅田「野中さんの言うとおりだよね。先生に、早く実施してって言われて焦りすぎたね。ごめん。どこか臥位でGEできる場所を探そう。手伝ってくれる？」

野中「はい！」

7. CUS

①医師から、看護師単独で脳梗塞疑いの患者を緊急MRIに連れて行くように指示されたが、患者の変化が予測されたためCUSを使い医師とともに搬送ができた場面

医師「島崎さん、脳梗塞の疑いがあるから緊急MRIをオーダしたから、呼ばれたら行ってね」

看護師「先生は付き添わないんですか？」

医師「大丈夫でしょ」

2チャレンジルール

看護師「もし、**急激な変化が起きたときに対応できないと困るので、付き添ってもらえませんか？**」

医師「さっき、診察したけど大丈夫だよ、SpO₂センサーや心電図モニタで何か変化があったら呼んでよ」

CUS

看護師「でも先生、今は落ち着いていますが、検査室までは少し距離があります。看護師だけでは、急な変化に対応できません。**危険だと思います！**」

医師「う〜ん…わかった。そうしたら、MRI検査に呼ばれたら一緒に行くから、教えてください」

看護師「わかりました」

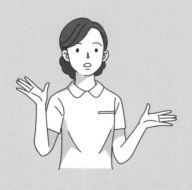
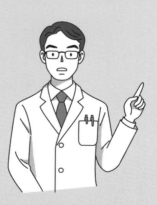

②リハビリ終了後の患者がいつもと違うと感じた理学療法士が、患者単独の帰室ではなく、看護師の迎えを強く依頼した場面

理学療法士「入山さんのリハビリが終わりました、車椅子でお迎えに来てほしいのですが」

看護師「入山さんは、いつも1人で戻れますよ」

2チャレンジルール

理学療法士「でも、患者さんの調子がいつもと違う気がします、迎えに来てくれませんか？」

看護師「え？　行くときは全然問題なかったから大丈夫じゃないかな？」

CUS

理学療法士「でも、呼吸回数も多いですしリハビリ後に苦しそうな入山さんは、はじめてです。いつもと違うと思います。心配です」

看護師「わかりました、では一応、酸素とモニタを持ってリハビリ室に向かいます」

理学療法士「お願いします」

　→迎えに行った看護師はSpO_2の変化はないが、呼吸回数が多いことを確認し、主治医に報告した。検査の結果、肺塞栓を発症していた。

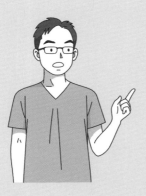
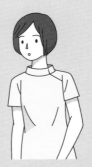

　医療チームの一員として患者・家族が気づいたことや気になったことを発信してもらう等の協力を得ることはとても大切です。チームステップスのツールの中には通常行われているケアや問診の場面でも活用できるものがありますので、一部紹介します。

1. SBAR

①狭心症治療歴のある患者が外来受診し帰宅後、胸部違和感を訴え、外来に連絡が来た

2. コールアウト

①電解質異常により、けいれんを繰り返している患者の緊急入院。電解質補正中ではあるが、けいれんが再度発生する可能性があるので、その際はすぐにナースコールや大声で伝えるよう面会に来た家族に伝えた

3. ハンドオフ

①術後、出血している耳鼻科の患者事例

4. チェックバック

①眼科で手術をする際の確認事例

5. クロスモニタリング

①透析用シャント側で血圧を測ろうとした看護師に対して患者からのスピークアップ（気づきの発信）

6. 2チャレンジルールとCUS

①外来受診後にいつもと呼吸状態が違う患者への対応場面

7. CUS

①仕事が心配で、緊急入院・治療を拒んでいる患者の事例

1. SBAR

①狭心症治療歴のある患者が外来受診し帰宅後、胸部違和感を訴え、外来に連絡が来た

患者の主訴をSBARで整理すると、患者も自分の思いや症状を確認できます。

患者「午前中、受診した広瀬です。何か胸の調子が変なので、病院受診をしたいのですが」

看護師「午前中と比べてどのように変化しましたか？」

患者「午前中は何もなかったのですが、午後になったら動悸がします。今までにはない症状です」

看護師「苦しくなったり、歩くのがつらかったり他の症状はありませんか？
救急車で向かっていただいても結構です」

患者「病院までは近いので、30分で外来につきます。他に症状はありません」

看護師「わかりました。広瀬さん、受診希望の内容を確認しますね。

ここですでにチェックバック ── **S・B** ── 広瀬 一郎さん　今日の午前中に狭心症の治療後で外来受診されました。

A・R ── その際は何も症状はなかったのですが、午後になって動悸があり、診察を希望ですね？」

患者「そうです。お願いします。心配で…何もないとよいのですが」

看護師「心配ですよね。病院についたら、救急部を受診してください。早急に対応ができるように、今の内容を救急部のスタッフ、担当の先生にも伝えておきますね」

A（評価） ── 患者の希望内容をSBARで整理すると、医師や救急部への申し送り時に伝えやすくなります。また上記内容にはアセスメントが入っていませんが、救急部外来申し送り時等にAを看護師として報告はできます。次に、申し送り時の看護師同士の会話がどのように整理されているか、続きをみてみましょう。

外来看護師「救急部ですか？　外来看護師の田中です。胸部違和感を訴えている患者さんの診察希望の連絡が入りました。患者の受け入れをお願いします」

救急部「わかりました。患者情報をお願いします」

S（状況）

外来看護師「患者ID：123-4567-8の広瀬 一郎様、64歳、男性です。午前中に循環器外来の受診をされて、診察時には症状なく帰宅されました。午後になり動悸がでたと、先程、外来に連絡が来ました」

B（背景）

「患者は既往に狭心症の治療歴があります」

A（評価）

「動悸と言っているので、不整脈がある可能性もあります」

R（提案）

「30分程でタクシーで到着予定です。受け入れをお願いします。また、循環器科の当直医にも同様の内容を報告済みです。到着次第、循環器科当直医をコールしてください」

ここですでにチェックバック

救急部「わかりました。ID：123-4567-8の広瀬 一郎さん、動悸が主訴で30分程度で到着予定。来院したら、循環器科当直医を呼べばいいのですね」

外来看護師「そのようにお願いします」

2. コールアウト

　　入院患者は、回復していく過程の中で何が起きるのかを事前に家族に伝えると、医療チームの一員として力を発揮できます。

①電解質異常により、けいれんを繰り返している患者の緊急入院。電解質補正中ではあるが、けいれんが再度発生する可能性があるので、その際はすぐにナースコールや大声で伝えるよう面会に来た家族に伝えた

家族「え、お父さんと目線が合わない。手が震えている！」
　　廊下に出て、「すみません！　父がおかしいです。誰か来てください！」
病棟スタッフ「○○号室の　近藤さんですね。すぐに行きます」と走って、病室へ
　　向かう。
　　他スタッフも、救急カートや薬剤を持って病室へ。
　　すぐに抗けいれん薬を投与して、改善した。

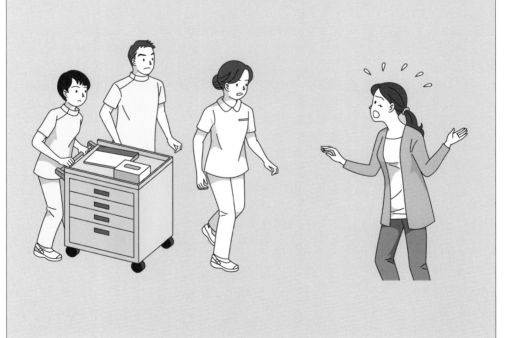

3. ハンドオフ

①術後、出血している耳鼻科の患者事例

　患者の変化は患者自身が気づくことがあります。事前に具体的に伝えると、患者からすぐに報告があり、早急な対応につなげることができます。

（ダメな事例）
看護師「何かあったらすぐに呼んでくださいね」
患者「はい…（何かって何だろう？）」
　　　（鼻血が出ているけど、手術したから仕方ないな…）
　看護師が夜の巡視の際に、ごみ箱に大量に血液のついたティッシュをみて、医師に報告。緊急止血術となったが、Hb低下となっており、輸血が必要となった。

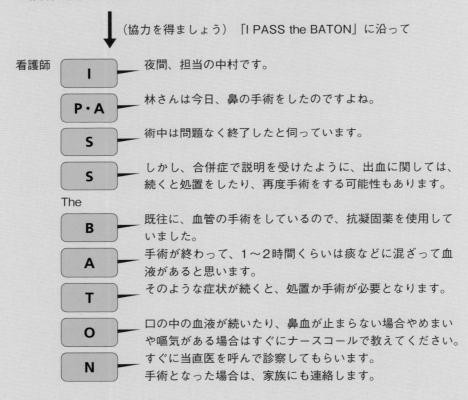

　　　　　　　（協力を得ましょう）「I PASS the BATON」に沿って

看護師　**I** ── 夜間、担当の中村です。

P・A ── 林さんは今日、鼻の手術をしたのですよね。

S ── 術中は問題なく終了したと伺っています。

S ── しかし、合併症で説明を受けたように、出血に関しては、続くと処置をしたり、再度手術をする可能性もあります。

The

B ── 既往に、血管の手術をしているので、抗凝固薬を使用していました。

A ── 手術が終わって、1～2時間くらいは痰などに混ざって血液があると思います。

T ── そのような症状が続くと、処置か手術が必要となります。

O ── 口の中の血液が続いたり、鼻血が止まらない場合やめまいや嘔気がある場合はすぐにナースコールで教えてください。

N ── すぐに当直医を呼んで診察してもらいます。手術となった場合は、家族にも連絡します。

4.　チェックバック

　患者と確認をするときに、チェックバックを活用できます。

①眼科で手術をする際の確認事例

> 看護師「武田　久子さんですね。今日は、白内障の手
> 　　　　術を行います」
> 　　　　「どちらの眼の手術ですか？　教えてください」
> 患者「右眼です（鏡で見ながら）」
> 看護師「右眼ですね」
> 患者「そうです。合っています」
> 看護師「承知しました。では、手術室にご案内します」

チェックバック

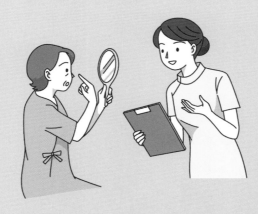

5. クロスモニタリング

①透析用シャント側で血圧を測ろうとした看護師に対して患者からのスピークアップ（気づきの発信）
新人看護師が、患者の血圧測定をしようとしている場面

看護師「小川さん、血圧測りますね」
患者「はい、お願いします」
　　　看護師は右腕にマンシェットを巻こうとする

クロスモニタリング ▶ 患者「え、血圧はいつも左で測るよ。だって、右はシャントがあるから。シャント側で血圧測ると、シャントがつぶれちゃうよ」

看護師「そうでしたね。教えていただいてありがとうございます」
患者「透析患者でも、その人によって部位とか違うこともあるから、患者に聞いて確認したほうがいいよ」

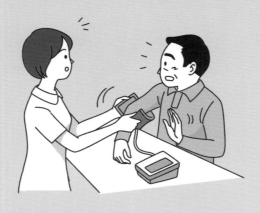

70

6. 2チャレンジルールとCUS

①外来受診後にいつもと呼吸状態が違う患者への対応場面

患者が医師の診察時から咳をしている。

看護師（おかしいな。喘息はあるけど、コントロールはよいって言っていたのに咳が続いている）

「加藤さん、咳がいつもと違うみたいですし、ひどいと思いますが、体調悪いのではないですか？」

患者「大丈夫、大丈夫。少し、咳が多いくらいなだけだよ。先生に診てもらったばかりだし、先生も『ちょっと、咳しているけど大丈夫かな』って言ってたし」

2チャレンジ ルール	看護師「でも、苦しそうですよ。肩で呼吸しているし、顔色も悪くなっているので、もう一度先生に診察をしてもらったほうがよいですよ。加藤さん、出張があると伺っているので、出張先で体調が悪くなるのではないかと**不安です**」
CUS	

患者「そうだね…実はよく咳が出るなって思ってたけど、出張が外せないから先生に言わなかったんだよね。もう一度、診察してもらえるのかな？」

看護師「大丈夫ですよ、先生に報告しますね」

患者「ありがとう、助かります」

　その後、医師に診察してもらった結果、気管支炎を発症していた。

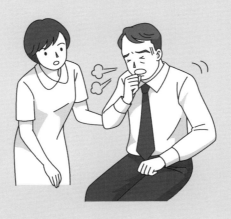

7. CUS

①仕事が心配で、緊急入院・治療を拒んでいる患者の事例

患者「仕事が心配なんだよ。少しでいいから会社に行って、その後の会合に出ないといけないんだ」

看護師「藤原さんは、今治療が必要だとわかってはいるけど、会社のことが心配なんですね」

患者「そうなんだよ。年度末で決算の時期だし、俺しかわからないデータとかあるから、それを言わなきゃいけないんだ」

看護師「藤原さんは会社で重要な仕事をされていたんですね」

患者「そうなんだよ」

看護師「藤原さんが仕事を心配されているように、私は藤原さんが会社に行って、仕事中に苦しくなって倒れる可能性があることが**心配です**」

CUS

患者「ん〜そう言われると…」

看護師「もう一度、医師や家族と話して検討しましょう。時間を少しいただくことになりますが」

患者「わかった。会社に迷惑はかけたくないからな」

　結果、入院し緊急手術となった。手術入室までの時間、部下が病院に来て業務内容を引き継ぐことで、患者は治療に専念できた。

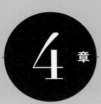

医療現場における SBAR の活用

1 SBAR 導入のプロセスと活用

1 当院における SBAR 導入

1. SBAR導入の意義

2007年当時、看護部では、SBARの導入には次のような意味があると考えました。

1つ目は、「コミュニケーションの基準」として活用することができるということです。例えば感染管理や、さまざまな医療行為には、エビデンスに基づいた基準や手順といったものが必ず存在します。しかし、医療者間の情報伝達には、これまで基準がなかったのです。

2つ目は、「コミュニケーションの基準としてのSBARの活用」が継続され、多職種間で浸透することによって、チーム力の向上が期待できるということです。的確な情報を発信した看護師の報告を受けた医師は、次にその看護師の発信する情報に、信頼を持ち積極的に耳を傾けるでしょう。送られる情報内容に関して、受ける側の期待、信頼度が高まれば、相互の信頼関係が増し、円滑なチーム医療へとつながると考えました。

また、患者が急変する約6～8時間前には、何かしらの症状やサインが出ていると言われます。看護師がその兆候を見逃してしまった場合は、アセスメント力不足と言えます。SBARを使っても観察していないこと、考えていないことは当然言えないからです。つまり、SBARを使うということは看護師のアセスメント力が試されているということです。

　そこで看護部では、アセスメント力の向上を同時に行うことで、看護力が総合的に高まることを視野に入れました。「ちょっと変？」と察知していながら、医師に報告しても、「様子をみて」と言われたとき、私たち看護師は「あの医師がわかってくれなかった！」と不満とジレンマばかりが残っていませんか？　そのうち、報告することも嫌になってしまいます。

　しかし、コミュニケーションツールを使い、電話報告が建設的な医療者間のミニカンファレンスになるなら、医師はベッドサイドに足を運んでくれるのではないでしょうか。また、その上での「様子をみる」という判断なら、看護師も納得できます。

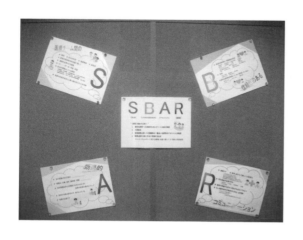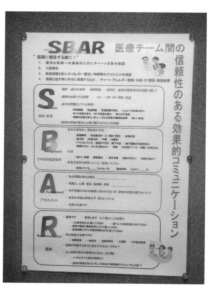

資料1　SBARを院内に告知するポスター

2. ポスター作成と卒後研修にSBAR講義を導入

　まず最初に行ったことは、SBARのポスターを作成し、全部署に掲示することでした（**資料1**）。まだ何も聞かされていないスタッフは、「これは何ですか？」「なるほど」という肯定的な反応や、ポスターを読んでみても、特別難しいことが書いてあるわけでもないため「今さらじゃない？」という否定的な反応まで、さまざまなものがありました。

　予想外だったのが医師からの反応でした。あまり院内の掲示物に興味を示さない医師が立ち止まって読む姿を目にし、「これは何？」という質問のほかに、「これができるといいね！」など肯定的な反応が、師長室に集まってきたのです。

　そこから意を強くした私たちは、看護師全体が取り組むSBAR研修会を開催したり、すべてのラダーレベルの研修カリキュラムにSBARの講義を盛り込みました。「1年間で、約1000名の看護師すべてが、SBARのことを理解すること」を目標に、取り組みを開始しました。

　2年目を対象とした研修では、講義後のディスカッションで、「アセスメントの重要性が理解できた」「報告は苦手だけど、SBARを意識して報告すればうまく伝わるのがわかった」などの意見が挙がりました。リーダーシップクラスの研修では、「私が新人だったころは、勤務交代時の申し送りで、先輩に細かく突っ込まれたことで、＜報告＞がトレーニングされていたと思う。しかし今は、申し送りシートを活用するなど合理的に簡素化されているから、経験だけで申し送りがうまくなるには、時間がかかりすぎる。SBARのようなツールがあることは、若いスタッフでも伝え忘れが防げるのではないか」と、まさにSBARのメリットを見い出す意見が挙がりました。

3. SBARをコミュニケーション基準にする

　私たちは、SBARを看護基準に加えることとしました。患者の安全を守るための項目の中に入れ、医療チーム間での伝達や報告のよりどころにしたのです。次の内容が実際の基準に加えた項目です。

患者の安全を守るために

ケア提供者間でのコミュニケーションの向上

　チーム医療において、メンバー間の情報伝達の技術や機能を高めることが患者の安全性を向上させる。患者情報を整理し、事実を正しく情報交換できるコミュニケーションモデルの1つとしてSBAR（S：症状・状況　B：背景　A：アセスメント　R：提案）を用いる。この4項目は、S、B、A、Rの順序にこだわらず、相互のコミュニケーションの中で網羅されるべき視点として理解する。

SBARガイドライン

【医師に報告する前の準備】

医師と話す前に手元に準備するもの

❶ 診療録・アレルギー情報・与薬指示票・点滴指示票・検査結果

❷ 入院病名

❸ 適切な医師への連絡のために記録物を読み確認

❹ 経過と前シフトナースの一番近い時間帯のアセスメントを確認

【医師への報告内容】

S：situation　症状・状況

　●場所　●自分の名前　●患者の氏名、年齢、病名

　●連絡を必要とする症状　●訴え

　●V/Sの変動（体温・脈拍・血圧・呼吸）

　●痛み　●意識レベル

　●行っている処置、与薬、治療

B：background　背景

　●受傷、手術、治療など今回報告するまでの経過

　●既往　●検査結果

　●アレルギー情報

A：assessment　アセスメント

●私は〜だと考えます（問題を伝える）。

●問題は明確にはわかりませんが、状態が悪くなっていると考えます。

●状態が安定せず、悪くなっています。

●処置が必要だと思います。

R：recommendation　提案

●〜してください。

●すぐにこの患者を診に来てください。

●患者や家族に緊急状況について話してください。

●担当医師にすぐこの患者を診るように伝えてください。

●医師が到着するまでに何をすればよいですか？

●何か検査は必要ですか？

●治療の変更はありますか？

●患者の状態がよくないとき、どの時点で再度連絡するとよいでしょうか？

　ただし、看護基準に加えられたこの項目は、2014年には、病院全体のコミュニケーションの基盤としてチームステップスが導入され、SBARはその一部であるため、削除されました。

4.　医師から見た看護師の報告・相談

　看護部では、主に報告・相談の対象となる医師から見た看護師のコミュニケーションの現状を把握し、医師にもSBARの理解を深めてもらう手立てとして、医師へのアンケート調査を行いました。研修医からベテラン医師に至るまで253人から回答を得ました。調査内容は、SBARの項目に沿った12項目の内容に関し、「看護師はこの内容を伝えているか」を4段階で評価してもらいました。

　一番評価が高かった項目は、「S」項目で、約90％の回答者から「している」「ある程度している」の回答がありました。一方、一番評価が低かった項目は「医師がするであろう質問を考えて準備」であり約60％でした。次いで、「A」項目、「R」項目、「カルテ等の報告のための準備」となっていました。

アンケートでは、看護師のコミュニケーション技術や、SBARの取り組みについての自由記載欄を設けました。この欄には、80件と全体の約30％の医師からの記入があり、医師と看護師のコミュニケーションへの関心の高さがうかがえました。そのいくつかを紹介します。

肯定的評価

●よくできていると思います。

●みんな一生懸命やっているのでよいのではないでしょうか。特に不満はありません。

●看護師さんにはとても助けられていて感謝しています。

●大切なことですしもっと普及するといいと思います。

●リーダー不在や担当者不在のときの対応が難しいこともあるが、よく情報を集めて判断するよう努力していると思う。

●患者さんを把握しているので、微妙な変化を伝えてくれる。自然にSBARが身についている印象である。仕事に熱意があれば当然のことかもしれない。

否定的評価、問題提起

●電話で名前を名乗らない方が多いのは残念です。経験年数に関係なく、時々まったく患者のことを知らないナースが連絡してきて「来てください」としか言わない場合もある。「○○Drに連絡、〜となった」とは書いてあるが、その過程は書いていないことがほとんどです。

●とりあえずコールした、があまりに多い。

●クリニカルパスが増えたからか、PC入力が多いからか、患者に対する評価が甘くなっている気がする。しっかりできている人もいる。

●看護部だけでやっていてもしょうがない。実践できないと思います。

●基礎的な医学知識（看護知識）の欠如により、SBARなるものが機能するとは思えない。職場環境（待遇面）などの改善により、ナースの在職期間が長くなるように努力し、まずは基礎的医学知識を持ったナースの数をそろえることに注力すべきと思う。SBARなるものは「足し算のできない者に割り算を教える」ようなものだと思う。看護力向上の手段の方向性に疑問を感じる。

　最後の2件は、厳しい意見でしたが、私はまったくその通りだと思いました。看護師だけでは限界があり、患者を取り巻く医療者が理解し、トレーニングを積むことが必要です。そしてこのことが、チームステップスの考えそのものなのです。また、看護師のアセスメント力を無視して伝達技術だけに力を入れても、まったく患者への効果は期待できません。

5.　SBAR浸透プロジェクト始動

　看護部では、毎年その年の目標を達成するために、さまざまなプロジェクトを立ち上げ活動しています。2008年度は「SBAR 浸透プロジェクト」を立ち上げました。メンバーは、2007年に米国研修に行った師長や主任のほか、SBAR導入を自分の部署で進めたいと手を挙げた師長、主任やリーダー看護師が集まった計16人で構成されました。

　毎月の定例会を設け、自部署のコミュニケーションについてディスカッションを行いました。それぞれの部署で発生した事例のプロセスレコードを持ち寄り、場面を分析しました。看護師－医師だけでなく、リハビリの理学療法士がかかわった事例、先輩看護師－新人看護師など、多くの事例が集まり、SBARシートの作成に役立ちました。

2　SBARでコミュニケーションを振り返る

1.　SBARを用いた事例検討

　SBAR浸透プロジェクトで事例を振り返ってみてわかったことは、SBARの視点で分析するとその場面から、自分たちのコミュニケーションの傾向がわかるということでした。ここでは、それぞれ実際の事例と分析内容を紹介します。

事例1　透析を導入した患者の便秘

患者　武部結子さん　66歳　女性

病名　慢性腎不全・透析導入目的で入院

透析を導入して便秘気味の武部さんからの訴えを、2年目看護師が聞いた。

【実際の場面】

武部さん「看護師さん、ちょっと便が出きらなくてすっきりしないし、透析
　　　中にもよおすのも嫌だから、下剤で調節したいのよ。先生に下剤、出し
　　　てもらってよ」

看護師「はい、わかりました」

──その後

看護師「先生、武部さんが便秘で下剤がほしいと言っているので、処方して
　　　ください」

医師「ええ？　僕には、毎日ちゃんと出てるって言ってるよ。経過表にも毎
　　　日便は1回って書いてあるし、別に出さなくてもいいんじゃない？」

看護師「えっ……。でも、武部さんはすっきりしないって言ってますよ？」

看護師の言い分

　患者さんがほしいって言っているのに、ドクターはわかってくれない。聞
く耳すらもってくれない！

医師の言い分

　毎日便は出ているのであれば、大丈夫じゃないの？

どこがいけなかったのか？

　武部さんの訴えを医師にそのまま伝言しただけでは、看護したことにはな
りません。看護師の行動は、武部さんの気持ちを代弁していますが、フィジ
カルアセスメント不足と言えるでしょう。

　また、逆に医師の立場から考えても、患者の訴えのみを伝言で聞いて、薬
剤を処方するのは非常に怖いことです。ベッドサイドにいない医師と、正確
に患者状況を共有し、正しい判断をお互いのコミュニケーションから、導き
出すことが必要です。本来、医師もSBARを用いていれば、「毎日出てい
る」だけで片付けず、お互いに必要な情報を要求、提供するやり取りが生ま

れ、その場が報告・伝言の場ではなく、「排便コントロールを解決する場」になったでしょう。

SBARの各視点からどこがいけなかったのか、解説します。

S：「透析を開始した患者の便秘」という問題を伝えることは、できています。しかし、現時点でのことのみで、「点」で物事を捉えています。実際の腹部症状や、腸蠕動の聴取、排ガスの有無、便の量、さらにここ数日の変化などの情報があると、情報を受ける側の判断材料になります。

B：ほとんど情報は提供できていません。患者の「すっきりしない」の気持ちだけでなく、病名や合併症に加えて、患者の運動量や食事の傾向、透析という疾患の特徴からくる安静時間の増加や経口水分制限などを把握し、患者の背景が医師の頭の中に描けるように伝えます。

A：一般的に入院患者は、環境の変化や運動不足などで、便秘に傾きやすいものです。入院前の排便パターンとの変化などの情報を統合して、看護判断として服薬による調整が必要かどうかアセスメントします。

R：「下剤がほしい」という患者の言葉の伝達のみで、看護師としての判断がまったくありません。その結果、医師の結論を変えるまでには至りませんでした。下剤が必要だと考えた裏づけが表現されれば、望ましい医療者同士の相談の場となったと考えられます。

こうすれば相手に伝わりやすい！

看護師「(**S**) 透析している武部さんが便秘と言って、下剤を希望しています」

医師「ええ？　僕には、毎日出てるって言ってたから、いいんじゃない？」

看護師「(**S**) ご本人は、すっきりしないし、透析中にもよおすことがないようにしたいと希望していますが、実際の腹部は、やはり腸蠕動が少し弱いですし、腹部の張りも認めます。便の量も以前より少なく、出きら

ない感じがあるようです」

医師「少し透析の影響かな？」

看護師「(**B**) もともとは、散歩もよくしていて、便秘はあまりなかったようです。でも、透析で除水した日は出づらいようです」

医師「ほかの症状はどう？」

看護師「排ガスも少ないようです。本人なりに、少しでも歩いたり、おなかをマッサージしたり努力しても、便が硬くてつらいようですし、(**A**) 私も透析の影響だと思います。(**R**) 下剤でコントロールしたほうがよいのではないでしょうか」

医師「そうだね。じゃあ、下剤を出しておくよ」

事例2 シャント造設の入院患者が腰痛を訴えた

患者 松本清さん　64歳　男性

病名 慢性腎不全

経過 腎臓内科病棟にシャント造設目的で入院している。既往歴には、脳梗塞（麻痺はなし）、腹部大動脈瘤、膀胱がんがある。就寝前に松本さんが腰痛を訴え、痛み止めを希望している。3年目看護師が対応し、その後医師に報告した。

【実際の場面】

●20：30　看護師が当直の研修医に報告

看護師「シャント造設で、入院中の松本さんが、腰痛で痛み止めを希望しています」

研修医「痛み止めは、事前に何か指示が出てる？」

看護師「いいえ、昼の透析中にも腰痛があって、そのときは枕で調整したそうです」

研修医「痛み止めは、腎機能に影響するから、マイスリー1錠、それで不眠時はデパス1錠追加で」

●21：30　患者からナースコールあり

「やっぱり眠れないんです。我慢はできる痛みですが」

看護師がデパス1錠を内服させる。

●23：00　看護師が様子をみに来たら松本さんは眠っている。

●1：50　松本さんがナースステーションまで歩いてくる。

「腰も痛いけど、おなかの周り全体が痛いです」

看護師が血圧を測ると168/72mmHg。研修医ではなく当直医の診察にて腰〜腹部の圧痛があり、10分後も痛みが続く。一番上の当直医に報告。

●2：10　血圧を測ると116/64mmHg。生あくびがみられる。静脈ルート確保。

●2：30　「痛い、しんどい」と訴えが続く。緊急CT施行。右後腹膜に血腫あり。腹部大動脈瘤破裂の診断となる。血管外科、手術室へ連絡し緊急手術の準備となる。

看護師の言い分

透析の安静からくる腰痛じゃなかったんだ……

医師の言い分

既往歴に腹部大動脈瘤があったのか……

どこがいけなかったのか？

松本さんの「S」情報として、入院目的と現在の治療に関しての情報しかなく、既往歴である「B」情報がまったく不足していることから、この一連の展開が始まってしまいました。当然、医療者間のコミュニケーションです

ので、研修医にも、既往や合併症を確認する必要があったと考えられます。

　患者が急変に至る6〜8時間前から、その前駆症状は現れていると先に述べました。正しく物事を判断するためにも、どんなによく知っている患者のことでも、手元にカルテやチャートを用意し、改めて合併症や既往に目を通すことが重要です。

　この事例ではさらに、痛みの原因をアセスメントしていないため、痛い・眠れないに対する対症療法に終わってしまっています。

こうすれば相手に伝わりやすい！

●20：30　看護師が当直研修医に報告

看護師「(**S**) シャント造設で、入院中の松本さんが腰痛を訴えています。昼の透析中にも腰痛があったのですが、そのときは枕の調整で軽減しています。(**B**) 既往には、脳梗塞と腹部大動脈瘤、膀胱がんがある患者さんです」

研修医「透析のときと同じ痛みなの？」

看護師「(**S**) 夕食後から、新たに痛み出したようですが、おなか周り全体の痛みと張りも出てきています」

研修医「便秘はしてないの？」

看護師「(**B**) 日中に2回出ています。下痢ではないし、腸蠕動の異常音は認めません」

研修医「膀胱がんの再発とか、骨転移は？」

看護師「カルテ上、そのような記載はありません」

研修医「では可能性としては、動脈瘤からくるものかな？」

看護師「(**A**) 私も、原因はわかりませんが、腹部の張りは気になります。(**R**) 実際に診察してもらえると患者さんも安心かと思います」

研修医「じゃあ、見に行くよ」

事例3　食道がん術後の患者が息苦しいと訴えた

患者　西住文也さん　74歳　男性　身長157cm　体重58kg

病名　食道がん、肺気腫

既往　高血圧、右被殻出血による左半身麻痺あり。

現病歴・経過　病棟では、日中はほぼ車椅子で過ごし、歩行器で病棟内歩行を進めている。酸素経鼻3L/分にてSpO₂が96〜97%。術前検査で肺気腫が指摘されていた。食道がんの術後16日目、深夜1時ごろに呼吸困難感を訴え、ナースコールがあった。西住さんは車椅子のほうが楽だということで、ベッド上座位になっている。

【実際の場面】

看護師「先生、西住さんが息苦しいって言うんです。診察しに来てください」

当直医「西住さんって、何の病気の患者さん？」

看護師「えっと、ちょっと待ってください（カルテを見る）。食道がんの患者さんで、術後に肺炎を合併しています。酸素を流しているせいか、SpO₂はいいんですけど……」

当直医「酸素は何リットル？　SpO₂はいくつ？」

看護師「酸素は経鼻3L/分でSpO₂は96%です」

当直医「他の症状は？」

看護師「えーっと…。車椅子のほうが楽だと言ってます」

当直医「じゃあ酸素を5L/分に上げて様子みてよ」

看護師「はい…。診察はしなくていいですか？」

当直医「酸素5L/分に上げても状況が変わらなかったら、もう一度呼んで」

看護師「はい…」

看護師の言い分

本当に様子見でいいのかな。こっちは心配だから電話したのに。

　患者さんが呼吸苦を訴えたのは、夜間、ちょっと不安になったから？　いや、一時的な変化だろうから様子をみればいいや。

どこがいけなかったのか？

　この事例では看護師のどこがいけなかったのでしょう？　看護師は、患者の訴えである呼吸困難感という事実だけで当直医に報告してしまっています。いつから呼吸困難感がどのように生じたのか、原因を探ることをしていません。また、酸素の投与量やSpO$_2$値の数値は把握していますが、それらを自分でアセスメントしておらず、当直医に報告することが必要とも思っていないようです。当直医に聞かれて答えるというやり取りだけで終わってしまっています。

　看護師は医師に診察を依頼したいとき、看護師としての判断を伝え、相手の情報の統合を助け、自分の希望を医師に提案しなければなりません。しかし、この事例ではそのようなやり取りになっておらず、不安が残ったままで当直医とのやり取りを終えています。

　「SBAR」に基づいてどこがいけなかったのかを解説します。

S： 西住さんの呼吸困難の訴えに対し、主訴のみの情報だけでバイタルサインの測定をしていない。発熱があることや肺の雑音聴取の有無、呼吸パターンの変調に対する情報をとっていない。

B： 看護師はカルテを見直し、合併症や既往歴の有無を確認していない。肺気腫という既往歴に対して、どのような肺の状態であるかということを考えられていない。

A： 看護師は当直医に急いで報告をしているが、主訴である「呼吸困難感」の事実と、投与している酸素の量、SpO$_2$値しか情報がなく、アセスメントが十分できる身体の変調を捉えきれず、当直医にも伝わっていない。

R： 西住さんの病態や変化を予測したら、当直医に詳細にバイタルサインを

報告し、必要な検査、処置、診察の要請ができたはず。

こうすれば相手に伝わりやすい！

西住さん「息苦しい。車椅子のほうが楽だ」

看護師「胸の音を聴かせてください。血圧と熱、酸素の濃度も測らせてください（血圧：130/78mmHg、体温：38.9℃、$SpO_2$90%、下葉に湿性ラ音を聴取）。西住さん、しばらくモニタで観察させてくださいね」

看護師（ドクターコール）「先生、外科病棟看護師の安西です。患者西住さんについて相談させてください。(**B**) 西住さんは、食道がん術後16日目の患者さんです。(**S**) 1時ごろから呼吸困難感を訴えており、酸素経鼻3L/分でSpO_2が90%で、起坐呼吸です。体温は38.9℃、下葉に湿性ラ音が聴取されます」

当直医「では、酸素をマスク5L/分に変えてください」

看護師「先生、(**B**) 西住さんは既往に肺気腫があります。(**R**) 酸素を上げる前に、一度診察してください」

当直医「すぐに行きます。レントゲンの指示も出しましょう」

看護師「(**A**) 不安の訴えもあるので、ベッドサイドでの観察を続けていますので、(**R**) すぐ来てください」

事例4　くも膜下出血患者の膀胱留置カテーテル抜去の時期

患者　川島和夫さん　64歳　男性

病名　くも膜下出血

経過　くも膜下出血に対して開頭クリッピング術を行った。その後の血管攣縮により脳梗塞を併発し、左半身麻痺と意識レベルの低下がみられた。

　　この日、午前中にICUから帰室したばかり。主治医とその日の担当である3年目看護師が、膀胱留置カテーテル（以下、バルンカテーテ

ル）抜去の時期とリハビリに関して話し合っている。

【実際の場面】

医師「どんどん歩かせて、バルンカテーテルも抜いて」

看護師「週末だから、バルンカテーテルをちょっと入れておいたらダメです
　　　か？」

　　　（点滴も多いし、シリンジに輸液ポンプも付いてるし、歩いているとこ
　　　ろを見てないし）ぶつぶつ

医師「ダメ。寝かせておくとさ、筋力下がるから、動かしてほしいのよ」

看護師「歩かせるのはいいですけど……」

医師「じゃ、バルンカテーテル抜いて」

看護師「それはちょっと……」

医師「看護師の都合で抜かないのってどうかと思うよ」

看護師「そ、そういうわけじゃなくて」

医師「抜いて歩かせてね」（プイッと歩き去る）

看護師の言い分

　点滴も多いし、シリンジポンプに輸液ポンプも付いているし、抜かなくて
もリハビリはできる。

医師の言い分

　なんで抜かないんだ！？　仕事が増えるからか？

どこがいけなかったのか？

　この会話は、一見対立していますが、両者とも患者の早い回復を安全に進
めたいという方向性は同じです。しかし、川島さんを目の前にして、結果的
に意見が合わないということは、患者の状況把握とそこからくる判断が食い
違っているためです。正しい専門用語を用いて言葉に表すことが、食い違い
を埋める唯一の方法です。歩ける・歩けない、抜く・抜かないではなく、そ
の判断の根拠となるのは、患者の客観的情報です。

　このケースでは、この後、看護師はこのもやもやした気持ちを先輩看護師に相談しています。先輩看護師がこの医師と意見交換をした結果、医師は以前、バルンカテーテルを挿入していた患者が、尿路感染から敗血症になった経験があり、意味のないバルンカテーテル留置に抵抗があったのです。つまり、医師の頭の中にもリハビリを進める以外の理由があったのに、言葉で伝えていなかったのです。

　感情に任せて会話するのではなく、お互いに、SBARで建設的に今の問題を解決できる結論を出すことができれば、たとえ結論がバルンカテーテル抜去であっても、看護師には、このようなもやもやした感情は残らなかったでしょう。

　では、SBARの項目に沿って解説します。

S：ICUからの帰室後で、医師と看護師の持っている情報のレベルにはほとんど差はありません。

B：「週末だから、バルンカテーテルをちょっと入れておいたらダメですか？」では、『仕事が増えては困る』と誤解されても仕方ありません。気持ちの中の「尿意によって患者が1人でトイレに行こうとすることの可能性」「スタッフが少なく、安全が守れない危険性」ということをちゃんと表現する必要があります。また、トイレ回数に影響する点滴量、輸液ポンプがあって歩行が不安定、といった情報も表現していません。

A：看護師は「患者が自己判断でトイレ歩行して転倒でもしたら…」という危険性を感じつつ自分の意見に自信がなく、表現できていません。「筋力が落ちるから、動かしてほしい」という医師の言葉も、間違いではないため、医師の勢いに押されて意見を言うタイミングを失ってしまいました。

R：リハビリを進めることと、転倒転落の危険性、さらに医師の考えている尿路感染の危険性を両者で共有できないがために、「トイレ歩行以外で

もリハビリはできる」という看護師の判断を伝えきれませんでした。

こうすれば相手に伝わりやすい！

医師「どんどん歩かせて、バルンカテーテルも抜いて」

看護師「(**S**) 麻痺が左の上下肢にありますね。MMT（徒手筋力テスト）で3〜4/5程度です。(**B**) 意識レベルはJCSでⅠ-1〜2。むらがあるんです。(**A**) 転倒、転落が心配です」

医師「え？ 寝かせておくとさ、筋力下がるから、動かしてほしいんだよね」

看護師「(**B**) 点滴も時間100mLほど入っているので、尿意の頻回さを考えると、週末、観察が頻回にできない状況では、安全が守れるか……。(**A**) ナースコールを押すようにと指導しても、ナースコールを押してくれない恐れもあります」

医師「確かに安全も大事だね。でも、以前バルンカテーテル留置で、尿路感染から肺血症になったケースを経験してから、なるべく留置期間は短くしたいと思ってるんだ」

看護師「そうだったんですか。この患者さんは、(**B**) 幸い糖尿病などの合併もありませんし、(**R**) 尿路感染の兆候は、早期に発見するように努めますので、本日、もしくは週末の様子をみて（麻痺や意識レベル）バルンカテーテルを抜くかを決めてはだめでしょうか？ バルンカテーテルが入っていてもリハビリはやれると思うんです。安全を守りながら筋力低下予防を可能にしたいのですが……」

医師「じゃあ午後に、もう一度ADLと意識レベル、尿量をチェックして、報告してくれる？ それで安心して抜けるか判断しよう」

事例5 大動脈瘤の解離に気づくのが遅れ、出血性ショックに陥った

患者 秋山泉さん　48歳　女性　身長151cm　体重45kg

病名 急性胸部大動脈瘤解離（スタンフォードA型）上行〜下行大動脈まで裂けていた

既往 30代後半より高血圧があり、ときどき降圧剤を内服していた。45歳のときに検診で糖尿病の指摘があったが放置していた。

現病歴・経過 胸痛があり急性胸部大動脈瘤解離（スタンフォードA型）と診断され、緊急入院となった。そのまま手術となり、大動脈瘤切除術および上行大動脈置換術を行った。ICU入室後、術後3日で病棟帰室となり、翌日から水分摂取開始、帰室後2日目より食事が開始となった。

　術後5日目、朝食摂取時に背部痛の訴えがあった。訪室すると、受け答えはするものの意識がボーッとしている状態であった。

【実際の場面】

ナースコールが鳴り、訪室。

秋山さん「さっきから背中が痛いんです…」

看護師「背中ですか？　どんな痛みですか？」

秋山さん「うーん…なんか変な…痛いよぉ」

看護師（朝食の摂取状況を確認）「（顔色不良、末梢冷汗と湿潤があるな…。何か変だな）ちょっと待っていてください」と言って退室。

看護師「秋山さんから食事中に背中が痛いってナースコールがあったんですけど」

先輩看護師「秋山さん？　何の患者さんだっけ？」

看護師「1週間くらい前に手術した人です。えっと、血管外科の患者さんだったと思います」

先輩看護師「そう…背中が痛むの？」

看護師「すごく痛そうで、しゃべるのもつらそうでした」

先輩看護師「術後の痛み止めの指示はなかったかな？」

看護師「あったと思います」

先輩看護師「じゃあ、痛み止め確認してみて。あったら使ってみたら？」

看護師「…はい、わかりました」

先輩看護師「痛みが変わらなかったらまた相談して」

看護師「はい…（様子がおかしいんだけど）」

看護師の言い分

すごく痛そうだし、先輩看護師にも相談したし、痛み止め使ってよくなるのかも。

先輩看護師の言い分

創部の痛みかな。指示も出てるし、まずは痛み止めを使って様子をみよう。

どこがいけなかったのか？

看護師は、患者の訴えである背部痛という事実だけで先輩看護師に報告してしまっています。いつから背部痛があるか、痛みの強さに変化がないか、また随伴症状の有無など、患者のバックグラウンドを把握した上でのアセスメントをしていません。先輩看護師に聞かれて答えるというやり取りだけで終わってしまっています。「何かおかしい」と感じていながらも、緊急を要する状況であることを報告できなかったため、先輩看護師は緊急性を把握できていません。

SBARの各視点から、どこが悪いのか解説します。

S：「秋山さんの背部痛の訴え」に対し、主訴のみの情報だけでバイタルサインの測定をしていません。痛みのパターンや症状出現の時期、程度についても情報をとっていません。

また、先輩看護師への切り出し方に問題があります。どのような状態の人かということが曖昧で、術後の患者ということしか先輩看護師に伝

わりませんでした。

B：看護師はカルテを見直し、病名や病状を確認していません。急性胸部大動脈瘤解離の上行大動脈置換術5日目である患者に対して、背部痛の原因の探索と予測などのアセスメントができておらず、術後5日目に、どのような急変が起こりうるかということを考えられていません。

A：看護師は、先輩看護師に急いで報告をしていますが、背部痛を訴えていることしか伝えていません。身体の変調を捉えるためのアセスメントが不足しています。先輩看護師の指示と、痛み止めの指示が出ていることで「痛み止めを使用する」という短絡的な判断になってしまいました。

R：秋山さんの病名や痛みのアセスメント、変化を予測したら、バイタルサインの測定をして先輩看護師に速やかにバイタルサインを報告できたはずです。そして先輩看護師とともに、症状から病態をアセスメントし、緊急度・重症度の判断や、医師への報告を早急にできたはずです。

　また、先輩看護師は、適切な報告を待つだけではなく、SBARの視点で聞き、不足な情報を質問することで、後輩看護師への指導的役割が果たせるのではないかと考えます。コミュニケーションの要は、登場人物それぞれが、SBARの視点で思考することです。

こうすれば相手に伝わりやすい！

●ナースコールが鳴り、訪室。

秋山さん「さっきから背中が痛いんです……」

看護師「いつから、どのあたりが痛むのか詳しく教えてください」

秋山さん「朝起きて、6時ごろにトイレに行ってからですかね……。便秘が続いていたのでいきんでしまって。排便後から急に痛み出して……。ちょうど背中のあたりなんですけど。だんだん胸のほうまで痛くなってきて」

看護師「トイレに行った後から背中の痛みが出て、今は胸のあたりまで痛くなってきているのですね。今、ドクターを呼びますね」

●ナースコールボタンを押し、先輩看護師に応援を求める。

看護師「まず、血圧や脈拍などを測らせてください。　（顔色不良、末梢冷汗と湿潤あり）ベッドを倒しますね。（血圧：右手100/88mmHg、左手104/80mmHg、右足88/70mmHg、左足70/62mmHg、血圧左右差あり。脈拍：120回／分、呼吸回数：30回／分、SpO₂95〜89%)」

●先輩看護師到着。

看護師「(**A**) 秋山さんは、急性胸部大動脈瘤解離で大動脈瘤切除術および上行大動脈置換術を行って術後5日目です。朝、トイレで努責をかけた後から背部痛を訴え、痛みは胸部に広がっています。(**A**) 下行大動脈の解離が起きているかもしれません。血圧の左右差があり、出血の可能性も否定できないので、(**R**) 急いで主治医を呼んでください。(**R**) 救急カートの準備もお願いします」「秋山さん、医師を呼びましたので安心してください。他に気になる症状はありませんか？」

秋山さん「気持ち悪くて、なんだか吐きそうな感じです」

先輩看護師「上原先生（主治医）ですか？　外科病棟の看護師島田です。(**B**) 急性胸部大動脈瘤解離で大動脈瘤切除術および上行大動脈置換術を行って、術後5日目の秋山さんのことで連絡しました。(**S**) 朝、トイレで努責をかけた後から背部痛を訴え、痛みは胸部に広がっています。血圧も左右差を認め、頻脈、顔色不良です。(**A**) 下行大動脈の解離が起きているかもしれません。出血性ショックに陥る可能性があるので、(**R**) 至急来てください」

主治医「わかりました。すぐに行きます」

先輩看護師「(**R**) 上原先生が到着するまでに、何か準備しておくことはありますか？」

主治医「血液ガスを採るので採血の準備と、酸素を3L/分で、モニタリングも開始してください。すぐにCTが撮れるように手配します。検査に移動できる準備もお願いします」

事例6　リハビリ中に状態が変化し、病棟へ戻ったら意識レベルが低下した

患者　吉川晃さん　52歳　男性

病名　もやもや病

経過　脳室内の再出血、再入院を繰り返していた。L-Pシャント術施行後、意識レベル良好となり、訓練室でリハビリを行っていた。その日も車椅子に乗って朝食と昼食をとり、簡単なコミュニケーションもできて、普段と特に変わった様子はみられなかった。血圧は122/88mmHgで変化がないため、いつも通り車椅子でリハビリ室に移動した。リハビリ訓練中、右前頭部から眼窩にかけて皮膚の発赤がみられ、痛そうな表情をしている。

【実際の場面】

作業療法士（新人）「吉川さん、痛みがありますか？　どこが痛いですか？」

吉川さん「・・・」うなずくが、返答はなし。

作業療法士（新人）「看護師さん、ちょっと普段と違うんです」

リハビリ室看護師（ベテラン）「血圧156/106。意識レベルⅠ-3。病名はもやもや病だけど……。とにかく痛そうな表情をしているわ。普段と違うのよね？　では、すぐ病棟に迎えに来るよう電話してください」

作業療法士（新人）「はい、すぐ連絡します」吉川さんの入院病棟に電話をする。

作業療法士（新人）「こちらリハビリ室の奥田です。吉川さんの体調が悪そうです。今日のリハビリは中止にしますので、お迎えお願いします」

●病棟看護師（新人）が電話を受け、担当看護師（新人）に伝える。

病棟看護師（新人）「吉川さん、体調が悪くてリハビリ中止だそうです。後藤さん、すぐお迎えに行けますか？」

担当看護師「はい、すぐ行きます」

●担当看護師がリハビリ室に到着。吉川さんの目つきが普段と違っていて唾

液が垂れている。呼びかけに対してうなずくことはできる。

●担当看護師は急いで車椅子を押しエレベーターに乗るが、吉川さんは視線が定まらず嘔吐する。病棟に到着し、先輩看護師と医師に報告する。

担当看護師「先輩、先生、吉川さんが何かおかしいんです。嘔吐しました！」

先輩看護師「急いでベッドに戻しましょう。バイタルサイン測って！」

医師「共同偏視だ。出血の可能性が高い。すぐCTを撮る」

●先輩看護師たちは酸素ボンベ、救急蘇生セットを準備し、CT検査室へ向かった。

●緊急CT検査の結果、右大脳半球広範囲出血のため、ICUに入室した。

作業療法士の言い分

いつもと違うから、何かあったら大変だ。とにかく早急に病棟から迎えに来てもらおう。

リハビリ室看護師の言い分

痛そうな表情だわ。血圧や意識レベルは変わらないけど、念のためにリハビリを中止し、早めに迎えに来てもらいましょう。

病棟看護師の言い分

血圧が高いし、朝から少し頭が痛いと言っていたので、早く迎えに行くよう、担当看護師に伝えよう。

担当看護師の言い分

どうしてこんなことが起こったのか、訳がわからない。とにかく指示を受けて行動しよう。

どこがいけなかったのか？

どの医療者もいつもと違うことに気づいていたようですが、急変を予測し対応可能な行動に至っていないことがわかります。吉川さんにかかわる人々すべてが同じく病態理解することは難しいですが、もやもや病である吉川さんは、元気に見えてもいつ再出血するかわからないリスクを絶えず抱えてい

るということを、共通認識として持っておくことが必要です。いつもと違うと感じたとき、バイタルサインはいつもとどう違うのか、意識レベルはどのように悪くなっているのかなど、患者の状況が変化したという根拠が必要です。

　また、「普段とちょっと違う」に気づく観察力は非常に重要です。この例では、せっかく作業療法士が変化に気づき、リハビリ室看護師に報告したけれど、適切な医療行為に結び付きませんでした。「S」では「普段とちょっと違う」ことについて、バイタルサインや病名から問題とする事柄を把握し、「B」では意識面の状況、四肢温や発汗、顔面色などの皮膚状態、入院経過を確認します。「A」は何が起こっているのかをアセスメントし、「R」で誰がどう行動を起こすことが、最も効果的で効率的かを判断して行動することが大切です。

S：「普段と違う」「痛みがありそう」という変化を最初に気づいたのは作業療法士でしたが、新人であるためか、病名は知っていても病態・病状の理解はありません。いつもと違うという直観をすぐにリハビリ室看護師に報告したのは適切な行動です。

　　リハビリ室看護師は、バイタルサイン測定と痛みの有無は確認しましたが、測定値や症状から患者の状態が変化しているのかどうかを判断していません。

B：「もやもや病」とは、脳血管の主要枝が進行性に閉塞し、代わりにもやもやした異常血管が脳底部に出現している疾患であり、成人では脳内出血やくも膜下出血などとして発症することが多くあります。吉川さんは、前大脳動脈や中大脳動脈の起始部が閉塞し、過去に2～3回脳内出血したことがありました。術後の経過良好で、ADLを拡大していく段階でしたが、今後も再出血のリスクに十分注意した生活の必要がありました。

　　リハビリ室看護師は病名の理解だけではなく、前もってリハビリによって起こりうる危険性を病棟看護師に確認しておかなければなりません。

A：担当看護師は急いで行こうとは思っても、「調子が悪い」という情報だけでは、大変な危険性があるという認識にはならないように思えます。目つきがおかしいと思ったようですが、病棟までは急変があるとは思いもよらず、車椅子のまま、新人である自分1人の付き添いでエレベーターに乗ってしまいました。

R：危険性が予測できたら、作業療法士ではなくリハビリ室看護師が直接病棟に電話連絡し、移送手段をストレッチャーにする指示、リハビリ担当医師への連絡・相談を行います。

こうすれば相手に伝わりやすい！

作業療法士「吉川さん、痛みがありますか？　どこが痛いですか？」

●吉川さんはうなずくが、返答はなし。

作業療法士「（S）看護師さん、ちょっと普段と違うんです。うなずくことはできますが、言葉で返答できません。（B）痛みと、目の周りに赤みがあります」

リハビリ室看護師「（B）血圧156/106。意識レベルⅠ-3。痛そうな表情をしているわ。普段と違うんですね。吉川さんはもやもや病なので、再出血の可能性があるわ。

（A）再出血の可能性もあるので、リハビリは中止します。私からすぐ病棟に連絡して迎えに来てもらいます」

作業療法士「はい、その間、私は何をすればよいですか？」

●リハビリ室看護師が病棟に電話をかける。

リハビリ室看護師「（S）こちらリハビリ室の岡村です。吉川さんの意識レベルはⅠ-3で、うなずくことはできますが、発語がありません。（B）痛みと顔面の発赤がみられます。（A）再出血の可能性も考えられますので、（R）ストレッチャー・救急蘇生セット・酸素ボンベを用意して迎えに来てください」

病棟看護師「わかりました。すぐ向かいます。（電話を切って）（S）先輩、

吉川さんがリハビリ中に痛みと意識レベルが少し悪くなり、再出血の可能性もあるということです。ストレッチャー、救急セットで迎えに来るよう、リハビリ室のナースから指示がありました」

先輩看護師「(**R**) 江口さん、今と同じことを先生に報告してください。私と後藤さんでリハビリ室に行きます」

●先輩看護師がリハビリ室に到着し、担当医師に電話連絡をする。

先輩看護師「山口先生、(**S**) 吉川さんですが、リハビリ中に痛みが出現して、現在共同偏視があります。(**A**) 出血の可能性があります。(**R**) このままCT室に行きますか？　それとも一度病棟へ戻りますか？

●医師の指示で緊急CT検査後、ICUに入室した。

2. SBARでの事例検討が症状別SBARシートに発展

　前出の事例のように振り返ることで、もっとよい対応、指示、結果が得られるとわかることは、看護師にとって、また医療チームにとっても、成長につながります。アセスメントとコミュニケーションは一体であり、同時に身につけることが重要です。

　このような事例検討を続ける過程で、メンバーから次のような提案がありました。普段よく遭遇する報告場面の中から、代表的なものを、あらかじめSBARの視点で整理したものがあれば、報告のときに参考になるのではないかという提案です。

　プロジェクトメンバーそれぞれが、自部署でのミーティングでこのことを提案し、診療科の医師と協働して「症状別SBARシート」を作成することになりました。

2 症状別SBARシートの作成とその意義

1 つくることに意義がある症状別SBARシート

　プロジェクトメンバーは、自部署のミーティングで、事例の振り返りをフィードバックしたり、主任、師長と連携し、SBARをテーマにした話し合いを持ちました。その中で、症状別SBARシート（以下、SBARシート：本章の次項で例示します）の作成を提案し、了承されました。

　SBARシート作成の過程においては、その症状におけるフィジカルアセスメントを学び直すこと、相談相手となる医師も巻き込むことを必ず行うようにしました。

　毎月のプロジェクト定例会では、その作成過程についての話し合いを持つようにしました。メンバーからは「わかっていたつもりの症状と疾患や術式を、もう一度勉強できたことが、本当によかった」「私たちが重要としている情報と、医師が必要としている情報に食い違いがあった」等の反応がありました。

　SBARシート作成にあたっての勉強会での医師の反応は以下のようなものでした。

● 我々は、合併症が起きたのか、そうではない別の事象がたまたま術後に起こったのか等、さまざまな可能性から絞り込んでいる。

● 正確に判断するための情報を得るために、質問に的確に答えてほしい。

　これらの反応は、確かに、前述（77頁）の医師へのアンケートでも、情報提供に必要なカルテや温度版（バイタルサイン記録用紙）等必要な情報を準備するという項目の評価が、低かったことと一致しています。

　看護師は勉強会を持ったとしても、医師と同等の知識や判断力はありません。自分が目の前にしている具合が悪い患者像を、電話の向こうの医師が同じように頭の中で描けるように、看護師は情報を集めることが求められます。判断する医師が、正しい指示を行えるよう、的確に、正しい表現を用いて伝えることが必要です。そして、このような役割の違いを相互に認識し、SBARシートの作成プロセスの中で話し合いを持つこと自体が、医師とのコミュニケーションを円滑にする基盤となり、

医療チームづくりに役に立つのだと考えられます。

　普段から距離がある関係性で、患者の報告のときだけ急に円滑でスムーズなコミュニケーションができるわけがありません。普段からの良好な関係性があればこそ、いざというとき、緊張が高い場面においても、専門家同士の話し合いが可能になるのです。

2　自部署に合ったSBARシートをつくってみよう！

1.　部署の特徴から、「テーマ」を決定する

　自部署の話し合いで、どの症状を取り上げるかを決定します。よくある報告例でも、ときどき発生する状態でも大丈夫です。また、学習を深めたい症状を取り上げてもよいでしょう。

　注意したいのは、例えば「術後合併症」という大きなくくりでSBARシートをつくろうとすると、収集する情報量が膨大になってしまったり、アセスメントや提案も項目が多くなってしまい、書ききれなくなってしまうことがあります。消化器外科病棟での「術後の発熱」、呼吸器内科病棟での「呼吸苦」のように、絞り込んだものを検討するほうが具体的でシンプルなものができ上がります。

2.　医師との勉強会や話し合いを持つ

　わかっているつもりの症状でも、もう一度学習し直します。特にフィジカルアセスメントを再学習し、それらの症状を正しい用語を用いて報告できるように再確認しましょう。合併症の前駆症状として頭に入れつつ、同様の症状だけれども既往症の悪化の場合や入院病名とは関係ないほかの疾患がたまたま同時期に現れた、などのケースも想定しておくことが重要です。

　また、医師側がどのような情報提供を望んでいるかという視点で、医師の意見をチームで共有することも大切です。

3.　「医師に報告する前に」4項目

　SBARシートの基本形には、医師に報告する前に4つの準備事項が明記してあります。この項目は、紙面上で、なるべく目につくところに記載するとよいでしょう。

以下の4つです。

●適切な医師への連絡のためにカルテを読み、確認する

●入院時の病名

●経過と前シフト看護師の一番近い時間帯のアセスメントを確認

●医師と話すときに手元に準備：カルテ、アレルギーに関する情報、与薬情報、
　IV関係、検査結果

　当院では、さまざまな情報をまとめて手元に置いて、医師へ報告しています。また、準備しながら、再度見落としていることはないか、既往症の確認を行えるよう、この4つの準備の項目は、省略せず盛り込むとよいでしょう。

　次に、SBARの4つの視点それぞれに盛り込むべき項目について、当院の考え方を説明します。

4. S項目（Situation：状況）

　報告したい事柄や、今起きている事柄を報告できるように項目を列挙してまとめます。また、新人や経験が浅いスタッフが多い施設では、基本的な、自部署や自分の名前といった項目も、Sの中に入れるとよいと考えます。

　バイタルサインは、Sに入れます。現在の状況がわかる項目がSとなります。また現在の「点」ではなく、ここ数日、数時間の変化が報告できるよう、バイタルサインの変動など「線」に意識が向くとよいでしょう。

　また、連絡を必要とする症状は、箇条書きや単語ではなく具体的に話し言葉を使って「呼吸苦を訴えています」といった具合に記載することもよいでしょう。前述した医師のアンケートには、「看護師の報告が的を得ない。長い」といった意見もありました。患者の入院経過を長々と話した後に、「それで、現在呼吸苦があって…」のような報告では、医師は、もう一度必要な情報を聞き直すことになってしまいます。

　最初に「患者さんの呼吸状態の悪化で相談です」と言い切れる報告が可能になるよう、話し合いの中でも確認をしておきましょう。

5. B項目（Background：背景）

　看護師の場合、「背景」を患者の家族構成や職業といった項目でイメージしがち

ですが、ここでは問題となっている症状を判断するための臨床的背景を記載します。SBARは、症状をアセスメントするための報告ツールであり、患者情報収集のときに使う「背景」との混同がないように注意してください。

6.　A項目（Assessment：評価）

看護師のアセスメント（評価）を記載します。また、きちんと明確な情報提供ができないと報告しにくいという不安があれば、報告自体をちゅうちょする可能性があります。評価した結果、何が起きているかわからない場合は、「何が起きているか不明」のような表現で医師に報告してよいでしょう。

7.　R項目（Recommendation：提案）

看護師として、提案できることを記載します。治療の変更や、相談の結果、そのときは様子をみるということになった場合、どの程度様子をみるのか、次の報告のタイミングを確認できるような文章「どの時点で再度連絡すればよろしいでしょうか？」なども入れておきましょう。

③　SBARシート作成時の注意点

1.　この状態、この値は、SなのかBなのか？

実際の報告では、「今からSを言います」「ここからはBです」と区切りを示して言うことはありません。相手からの質問に答えながら、コミュニケーションするので、報告はS→B→A→Rの順序にとらわれすぎずに、報告全体の中でS・B・A・Rの4つの視点が網羅されていればよいと考えます。

しかし、実際に作成を進めてみると、Sに入れるのか、Bに入れるのか、とても迷う事柄が出てくるでしょう。SBARシートの紙面上では、どちらかに入れなければなりません。ですから、たとえ迷ったとしても、問題となる症状に直結する項目なのか、臨床的背景なのかで判断して、思い切ってS、Bどちらかに入れましょう。

その部署オリジナルのSBARシートなので、まずは報告に使ってみたり、報告の後に振り返りとして使ってみて、問題が生じた際には修正を加えるとよいのですから。

2. 看護基準や看護手順との差別化

　看護基準や看護手順にも、フィジカルアセスメントが含まれています。SBAR
シートをぱっと見た印象として、似ているように感じる方もいるのではないかと思
います。

　しかし、SBARシートはチームステップスという枠組みの中におけるコミュニ
ケーションツールの1つであることを理解しましょう。看護基準や看護手順に沿っ
てアセスメントしたことを、報告相手の頭の中に同じようにイメージさせるという
メンタルモデルの共有を経て、患者を適切な状態や方向へ導くツールがSBARな
のです。

　また、医師からの質問に的確に回答する前の準備や、伝え忘れを防止するための
思考を整理する役割として、SBARシートの効果がさらに発揮されると考えていま
す。

4 SBARとチームステップス

　SBAR導入時は、そのもととなるチームステップスのことを、あまり理解できて
いませんでした。しかし現在は、チームステップスが当院のチーム医療の基盤とな
っています。さまざまなインシデント報告を振り返ると、SBARの視点だけでなく、
その中に「もう一度繰り返して看護師のアセスメントや心配、提案を伝えてみたら
よかった」とコミュニケーションツール（2チャレンジルールとCUS）を組み合わ
せて振り返ることができています。

　しかし、やはり看護師はアセスメントすることで、患者の消耗を最小にしたり、
回復を促進したりすることに醍醐味や達成感を感じるのではないでしょうか。さま
ざまなツールの中の1つと捉えるのではなく、看護師はもっとSBARを意識して、
情報を発信する必要があると感じています。

　看護師は、学生のころから、患者の気持ちや考えを聞き出したり、傾聴したり、
共感することの訓練を受けてきました。また、それは卒後教育でも継続されます。
しかし、医療者間の情報伝達や、メンタルモデルの共有のためのコミュニケーショ

ンが、チーム医療に重要であるということについては、学習している段階です。

　急変する約6〜8時間前の前駆症状の時点で、チームとしての責任を果たすことができるよう、アセスメント力とチーム医療の向上を目標に、現任教育の一環としてもSBARシートの活用を継続していきたいと考えています。

3　SBARシートの活用事例

1　当院におけるSBAR導入の成果

　2009年に1年間かけてSBAR導入に取り組んだ後、看護師が、SBARの考えに沿ったコミュニケーションをとっているかどうかについて、アンケート調査を実施しました。医師へ報告する前の4つの準備項目と、SBARの4項目に対し、いつも行っているかどうかを4段階評価で自己評価する質問紙評価です。

　経験年数、SBAR講義受講の有無、SBARに関する話し合いの場の有無、症状別SBARシート作成の有無などの属性ごとに差がみられるかどうかを検討しました。

1. 結果

　看護師経験年数1〜2年目、3〜5年目、6〜10年目、11年目以上の4群で比較すると、ほとんどの項目に有意差があり、1〜2年目の評価が低い結果となりました。

　「SBAR講義、受講の有無」による比較では、受講した群のほうが、自分のコミュニケーション技術に関して、自己評価が低いという結果が得られました。

　「SBARに関する部署での話し合いの有無」による比較では、「入院病名、入院目的の確認を行う」のみ有意差があり、話し合いの場がある群のほうがよい結果となりました。

　「症状別SBARシート作成の有無」による比較では、「入院病名、入院目的の確認を行う」「A：評価を伝える」「R：提案を伝える」について有意差を認め、作成した群のほうが評価がよい結果でした。

2. 考察

　経験年数という要素を考えると、コミュニケーション技術に関しては、1〜2年目は自己評価が低く、ベテランは自己評価が高くなるのは必然です。しかし、SBAR講義の有無に関しては、受講した群が自己評価が低かったということは意外でした。本来あるべき理想のコミュニケーション技術が理解できたことで、自分のコミュニケーション技術がまだまだ至らないと思った可能性があります。

　また、SBARに関する話し合いの場を持つことで、経験年数にかかわらず、病名・入院目的確認などの状況を伝達する意識を高めることができています。さらに、各部署で症状別SBARシートを作成することで、実際の情報伝達時にAやRを伝えるという変化が表れています。つまり、部署全体での取り組み、SBARシート作成のプロセスにおいて、繰り返し何度も言葉にしたり、文字に起こしたり、報告場面での行動や医師への報告内容を、繰り返し考える過程が重要であることが示唆されました。

　ここまでの結論を述べますと、当院では現任教育の中で、SBAR教育とアニメーションの視聴等、工夫して理解を深めようとしてきましたが、「A：評価」と「R：提案」に関しては、深めることができませんでした。座学での知識の補充に加え、SBARシートを作成することや、SBARをコミュニケーションツールとして日常的に活用していくことで、理解を深め、さらなる安全な医療の提供が可能となると考えています。

- -

2 　症状別SBARシート

- -

　さて、本章では、当院で実際に作成した以下の8つのSBARシートを110頁以降で紹介します。ぜひこれらを参考にして自施設に合ったオリジナルのSBARシートづくりにチャレンジしてみてください。

❶吐血・下血した患者 ……………………………………… 消化器内科病棟
❷術後の腹痛 ……………………………………………………… 消化器外科病棟

③発熱 ……………………………………………………… 腫瘍・血液内科病棟

④動悸 ……………………………………………………… 循環器内科外来

⑤けいれん・てんかん …………………………………… 脳神経外科病棟

⑥けいれん ………………………………………………… 小児科病棟

⑦呼吸困難感 ……………………………………………… 整形外科病棟

⑧院内転倒・転落時 ……………………………………………… 救急部

①〜⑧の中で、作成時のエピソードやポイントなどがある病棟や部署についてはコメントが寄せられたので紹介します。

⑤**けいれん・てんかん** ……………………………… **脳神経外科病棟**

　SBARシートの作成を、病棟で脳神経外科の医師に提案したところ、内容だけでなくポスターに仕上げるまで、とても熱心な協力が得られました。作成当時は、けいれん時の観察項目を整理し報告するために、救急カートに設置していました。しかし、ほとんどのけいれん時間が数秒で終わり、救急カートを持っていくことが、意外と少ないことから、病棟内にポスター掲示しています。

⑥**けいれん** ………………………………………………… **小児科病棟**

　脳神経外科病棟のSBARシートが、小児領域でも参考になると考え、小児科病棟の看護師と小児科医、小児担当の脳外科医で、小児用にアレンジしたものです。

⑦**呼吸困難感** ……………………………………………… **整形外科病棟**

　病棟では、術後患者のDVT発生のデータを、研究的に収集していました。下肢の手術に関して発生が多く、特に股関節の手術より膝関節術後の発生が多い傾向があることがわかっており、一般的な術後肺合併症のほかに、肺梗塞には、関心が高い状況にありました。しかしあるとき、上肢の術後患者の、腕神経叢ブロックによる気胸を経験したことから、もう一度、血栓や肺梗塞、脳梗塞、胸部症状が出現する疾患について学び直し、SBARシートを作成しました。

⑧**院内転倒・転落時** ……………………………………………… **救急部**

　外来患者等が転倒した場合、緊急性の判断や動かしてよいか等の判断が必要となり、救急部に出動の要請が入ります。現場に急行した救急部の医師・看護師は、速やかに現場の情報を収集し、的確な判断をくだすため、SBARを活用できないかと

考えました。またそのことを、記録として正確に残すことも踏まえて、このSBAR
シートを考案しました。このシートは、救急部の持ち出しバッグに入れ、転倒・転
落場面で活用されています。

　当部署のシートの特徴は、Sの中に、MISTによる患者情報の収集と伝達の項目
を入れたことです。MISTとは、情報収集と伝達のために、必要な項目の頭文字を
とって共通の言語として整理したものです。MISTを活用することで、外傷初期診
療を円滑に行う上で必要な物的・人的環境を準備するための基礎情報が簡潔明瞭に
入手できます。

M：受傷機転（**M**echanism of injury）

I：主な受傷部位（**I**njury site）

S：現場でのショック状態やロードアンドゴー※1の適応理由となったサイン
　　（**S**igns）

T：病院前救護処置（**T**reatment）

　MISTによる情報をもとに、予測性・即応性のある受け入れ準備を行うために必
要なアセスメントとスキルは、病態予測、緊急度・重症度予測です。見逃してはい
けない致死的な胸部外傷の頭文字をとって、整理したものがTAFXXX（タフな
3X）です。

T：心タンポナーデ（**T**amponade）

A：気道閉塞（**A**irway obstruction）

F：胸郭動揺（**F**lail chest）

X：緊張性気胸（Tension pneumothora**X**）

X：大量血胸（Massive hemothora**X**）

X：開放性気胸（Open pneumothora**X**）

※1　ロードアンドゴー（Load and Go）：現場で外傷患者に観察と救命・応急処置を行い、5分以内に救
　　急車等で現場を出発し病院に搬送すること

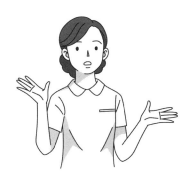

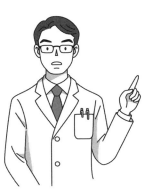

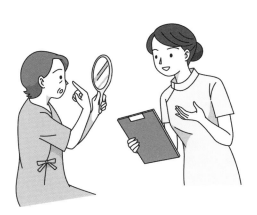

SBAR シート 1

吐血・下血した患者 ⋯⋯⋯⋯⋯⋯⋯⋯⋯⋯⋯⋯⋯⋯⋯ 消化器内科病棟

医師に報告する前に

- 適切な医師への連絡のためにカルテを読み、確認する
- 入院時の病名
- 経過と前シフト看護師の一番近い時間帯のアセスメントを確認
- 医師と話すときに手元に準備：カルテ、アレルギーに関する情報、与薬情報、IV関係、検査結果

「消化器内科病棟のAです。Bさんが吐血（下血）しました」

S ▼ 状況 Situation

患者に何が起こっているか？

- いつ吐血・下血したのか？　量はどのくらいか？
- 性状は？
  - ○鮮血　○暗赤色

B ▼ 背景 Background

患者の臨床的背景は何か？

- 意識レベルの状況は？
- V/Sの状況は？　普段と変化はあるのか？
- 出血する前に内視鏡等をしていれば、術後何日目？
- 出血したのは、入院後初めてか？
- 吐血、下血以外に起こっている症状は？
  - ○胃部不快感　○上腹部痛　○気分不快感
  - ○ショックの前駆症状（意識レベルの変化、末梢冷感、冷や汗、顔面蒼白、SpO_2値の低下等）
- 最新の採血データの状況（血液一般・肝機能・腎機能など）

A

▼

評 価

Assessment

問題に対する自分の考えは何か？

- ●吐血の主な原因
  - ○食道静脈瘤の破裂、胃静脈瘤の破裂
  - ○胃潰瘍の出血、十二指腸潰瘍の出血
  - ○マロリー・ワイス症候群
  - ○胃ポリペクトミー術後、EMR（内視鏡的粘膜切除術）術後等

- ●下血の主な原因
  - ○大腸ポリペクトミー術後等
  - ○大腸憩室炎からの出血
  - ○もともとの小腸疾患や潰瘍性大腸炎などからの出血

R

▼

提 案

Recommendation

問題に対する自分の提案は何か？

- ●起こっている症状に合わせて医師からの指示のもと対応をする
- ●早急に医師に来棟してもらえるよう依頼する
- ●点滴確保が必要であれば、オーダを依頼する
- ●採血等の検査・内視鏡的止血術の必要性の判断を依頼する
- ●SpO_2の状況をもとに酸素投与の指示の確認など

SBAR シート 2

術後の腹痛 ·· 消化器外科病棟

- 適切な医師への連絡のためにカルテを読み、確認する
- 入院時の病名
- 経過と前シフト看護師の一番近い時間帯のアセスメントを確認
- 医師と話すときに手元に準備：カルテ、アレルギーに関する情報、与薬情報、IV関係、検査結果

**「消化器外科病棟看護師のAです。
消外で術後のBさんが急激な強い腹痛を訴えています」**

S

状況
Situation

患者に何が起こっているか？

S

- 症状はいつからか（急に？　ゆっくり？）
- 症状の持続時間
- 痛みの程度（鋭い痛み、鈍痛など）
- 痛みの範囲
- 痛みを強くした因子の有無
  - ○姿勢　○排便　○排尿　○食事　○便秘　○月経歴
  - ○手術歴

- 放散痛の有無
  - ○首　○肩　○背部　○大腿部
- 時間経過により痛みの変化はあるか（間欠的？　持続的？　増悪？　改善？　痛みの部位）
- 随伴症状
  - ○嘔気　○嘔吐　○下痢　○便秘　○発熱　○悪寒　○黄疸
  - ○下血、吐血の有無
- V/S
- 腹部 X-P
- 腹部の張り　腹部膨満感　腹膜刺激症状の有無　腸音　鼓音
- ドレーン排液の性状・量、その変化

B
背景
Background

患者の臨床的背景は何か？

- ●既往歴
- ●内服歴
- ●生活習慣
- ●意識レベル
- ●ショック症状の有無
- ●採血データ（WBC、CRP、Hb、TP、Alb、Amy、AST、ALT、ビリルビン）
- ● CT　MRI　CF　GIF
- ●食事の開始時期、内容

A
評価
Assessment

問題に対する自分の考えは何か？

- ●緊急性、重症性が高いかを判断し、何が問題か明確に説明する
- ●呼吸、循環は安定しているのか？
- ●術後の合併症の可能性
    - ○出血　　○縫合不全　　○イレウス
- ●その他の腹痛の可能性
    - ○虫垂炎　　○胆嚢炎　　○胃炎　　○膵炎　　○結石　　○月経痛

R
提案
Recommendation

問題に対する自分の提案は何か？

- ●診察の依頼
- ●必要な検査（採血、X-P 等）について確認し、準備する
- ●他科依頼、ICU 入室の必要はあるか
- ●経過観察の場合でもバイタルサインの測定間隔と再度コールする場合の具体的な指示の確認
- ●看護師で RRS 要請

SBARシート 3

発熱 ⋯⋯⋯⋯⋯⋯⋯⋯⋯⋯⋯⋯⋯⋯⋯⋯⋯⋯⋯⋯ 腫瘍・血液内科病棟

医師に報告する前に

- 適切な医師への連絡のためにカルテ読み、確認する
- 入院時の病名
- 経過と前シフト看護師の一番近い時間帯のアセスメントを確認
- 医師と話すときに手元に準備：カルテ、アレルギーに関する情報、与薬情報、IV関係、検査結果

「腫瘍・血液内科病棟のAです。Bさんが発熱しています」

S 状況 Situation

患者に何が起こっているか？

- ●患者名　●年齢　●性別　●病名
- ●体温（　　）度（いつから）
- ●他のV/Sや意識レベル
- ●発熱に伴う症状
  - ○シバリング　○呼吸困難感　○ふらつき　○頭痛　など

B 背景 Background

患者の臨床的背景は何か？

- ●現在の治療状況
  - ○化学療法中・後（レジメンも）　○ナディア期
  - ○輸血中・後　○手術後　○抗生剤投与中
- ●最終血液培養はいつか
- ●現在の点滴内容や抗生剤の有無
  - ○抗生剤スタートして何日目か
- ●感染徴候（肺音・咽頭痛・カテーテル刺入部の発赤など）
- ●現在一番疑われている熱のフォーカス
- ●最新の画像所見
- ●熱の変動
- ●発熱は、初めてか、繰り返しているか
- ●主治医の指示や方向性

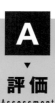

問題に対する自分の考えは何か？

▼
評 価
Assessment

- ●発熱の原因は？
  - ○感染　○腫瘍熱　○不明熱
- ●必要な処置は
  - ○血液培養　○酸素投与　○解熱剤投与
  - ○抗生剤変更の必要性　○X-PやCT、画像診断の必要性
- ●全身状態が悪化しているかどうか
  - ○日中と比べ、V/Sや意識レベルに変化はないか
  - ○緊急性の判断をする（ショック状態、ショックへの移行リスク）

問題に対する自分の提案は何か？

▼
提 案
Recommendation

- ●医師の診断が必要か？　経過観察でよいか？
- ●医師の到着まですべきことの提案
  - ○酸素投与　○解熱剤投与　○クーリング　など
- ●経過観察の場合、次に報告するタイミングはいつか

SBAR シート 4

動悸 .... 循環器内科外来

医師に報告する前に

- 適切な医師への連絡のためにカルテを読み、確認する
- 入院時の病名
- 経過と前シフト看護師の一番近い時間帯のアセスメントを確認
- 医師と話すときに手元に準備：カルテ、アレルギーに関する情報、与薬情報、IV関係、検査結果

「循環器内科外来のAです。Bさんが動悸を訴えています」

S
▼
状況
Situation

患者に何が起こっているか？

- いつからか
  - ○突然　○慢性　○断続的
- 症状の持続時間・開始時間
- 初発か否か
- どのような動悸か
  - ○早い　○遅い　○ちくちく　○どきどき　○一瞬
- どのようなときに症状が起こるか
  - ○安静時　○労作時　○不定期
- V/S に変化はないか
- 動悸出現時の意識レベル、アダムス・ストークス発作の有無
  - ○徐脈　○頻脈　○脈拍リズム不正の有無　○血圧
  - ○意識レベル　○呼吸状態　○SpO$_2$　○呼吸回数
  - ○体温　○末梢冷感の有無　○浮腫の有無
- NYHAの分類
- 動悸時の12誘導心電図波形
- 採血結果で異常値の確認

B
背 景
Background

患者の臨床的背景は何か？

- 既往歴の有無
- 心筋梗塞や狭心症などの虚血性心疾患既往の有無
- 使用した薬剤の有無
- 家族歴の有無　●生活背景　●精神疾患の有無
- 循環不全の有無
  - ○血圧低下　○末梢冷感　○冷や汗　○呼吸苦
  - ○浮腫の有無

A
評 価
Assessment

問題に対する自分の考えは何か？

- 緊急性・重症度が高いかどうかを判断し何が問題なのかを明確に説明する
- 呼吸・循環動態は安定しているのか？　経過について説明する
- 致死的不整脈の有無
- 循環器疾患なのか？　呼吸器疾患なのか？　その他の疾患なのか？
- 鑑別診断を考えながら説明する

R
提 案
Recommendation

問題に対する自分の提案は何か？

- 心拍モニタの持続モニタリング
- SpO_2持続モニタリング
- 胸郭 X-P、採血検査の提案
- 酸素投与の準備
- 静脈ルート確保（緊急薬投与の可能性）
- 心負荷軽減（臥床安静・座位安静）移動方法の検討
- 心原性以外の原因検索

SBAR シート 5

けいれん・てんかん ……………………………………………………… 脳神経外科病棟

医師に報告する前に

- 適切な医師への連絡のためにカルテを読み、確認する
- 入院時の病名
- 経過と前シフト看護師の一番近い時間帯のアセスメントを確認
- 医師と話すときに手元に準備：カルテ、アレルギーに関する情報、与薬情報、IV関係、検査結果

- まずあわてないこと。全身けいれんは長くて3分で終わります
- この間、患者のそばを離れず転倒などの事故や窒息予防などの対処（側臥位にする）が第一で、連絡はその後です
- けいれん・てんかんの場合、初めての発作なのか、いつもの発作なのかで確認内容が異なります
- 初めての発作の場合、けいれん・てんかんではない以下の可能性もあります
  - ○失神（不整脈発作、起立性低血圧）　○脳卒中（脳出血／脳梗塞）・TIA
  - ○頭部外傷（脳しんとうなど）　○急性代謝障害（低血糖、テタニー）　○悪寒　○心因発作
- 小児の発作の場合
  - ○熱性けいれん　○軽症下痢に伴う発作　○入眠時ぴくつき　○チック

「脳神経外科病棟のAです。Bさんがてんかん発作のようです」

S

状況
Situation

患者に何が起こっているか？

- 手術日・手術内容（血管撮影や化学療法などの治療内容）
- てんかん発作の既往（発作型・最終発作日時）
  - ○「てんかん既往のある方です」
  - ○「初めてのけいれんです」
- 抗けいれん薬内服の有無（抗けいれん薬の内容）
- 連絡理由：けいれん・てんかんが起きました
  - ○発作時刻　○発作時および現時点の意識の有無
- 問題である事柄
  - ○転倒　○気道状態不安定（窒息・嘔吐）
- 発作内容：家族や同室の方など周囲の人にも確認する
  - ○全般発作（強直性：四肢をつっぱる　強直間代性：四肢をガクガクさせる）
  - ○単純部分発作：発作の間の意識低下がない部分発作（顔面・上肢に限局した運動発作、共同偏視を伴った頸部捻転・上肢伸展が含まれる）
  - ○複雑部分発作：ボーっとして動きが止まり自動症（口ぺちゃ、もぞもぞ）を伴う発作
  - ○転倒発作：立位から突然バタンと倒れる、座位で前倒しに突っ伏すように倒れる等の発作

●発作付随情報
　○発作持続時間　○前兆の有無
　○意識清明となるまでの回復時間　○発作後もうろう状態
●発作回復時症状
　○発作後麻痺：トッド麻痺　○頭痛　○嘔気
　○全身筋肉痛・倦怠感　○失禁

B

▼

背景
Background

患者の臨床的背景は何か？

●まず気道状態をチェック
　○SpO$_2$　○嘔吐の有無　○呼吸パターン
●次に他のV/S
　○血圧　○体温
●状態安定後神経所見チェック
　○意識レベルの経時的変化　○運動麻痺　○失語様症状
●転倒・打撲・脱臼の疑いあれば局所の観察

A

▼

評価
Assessment

問題に対する自分の考えは何か？

●てんかん既往がある症例では、部分発作どまりの場合は処置・検査の必要性が低いこともありますが、意識回復前に再度全般発作が出現・頻回の発作（重積状態）は危険度が高く要注意です
●初発けいれんでは脳卒中などによる2次的なものを早急に否定（頭部CT・頭部MRI）する必要があります

R

▼

提案
Recommendation

問題に対する自分の提案は何か？

●管理内容
　○SpO$_2$チェック　○酸素投与
　○気道確保（経鼻エアウェイ、バックバルブマスク）
●処置内容
　○ダイアップ挿入　○抗不安薬静注用意
　○鎮静・抗けいれん薬筋注用意　○抗てんかん薬点滴
●部屋移動の必要性
　○観察室　○ICU
●検査
　○頭部CT　○頭部MRI　○心電図
●兼科依頼
　○脳外科　○精神科　○神経内科　○小児科　○循環器内科
　○整形外科

SBAR シート 6

けいれん ………………………………………………………………… 小児科病棟

医師に報告する前に

● 適切な医師への連絡のためにカルテを読み、確認する
● 入院時の病名
● 経過と前シフト看護師の一番近い時間帯のアセスメントを確認
● 医師と話すときに手元に準備：カルテ、アレルギーに関する情報、与薬情報、IV関係、検査結果

● まずあわてないこと。全身けいれんは長くて3分で終わります
● この間、患者のそばを離れず転倒などの事故や窒息予防などの対処（側臥位にする）が第一で、連絡はその後です
● けいれんの場合、初めての発作なのか、いつもの発作なのかで確認内容が異なります
● 初めての発作の場合、けいれんではない以下の可能性もあります
　○ 失神（不整脈発作、起立性低血圧）　○ 脳卒中（脳出血／脳梗塞）・TIA
　○ 頭部外傷（脳しんとうなど）　○ 急性代謝障害（低血糖、テタニー）　○ 悪寒　○ 心因発作
● 小児の発作の場合
　○ 熱性けいれん　○ 軽症下痢に伴う発作　○ 入眠時ぴくつき　○ チック

「小児科病棟のAです。Bさんにけいれんが起きました」

S 状況 Situation	**患者に何が起こっているか？**

●手術日・手術内容（血管撮影や化学療法などの治療内容）
●てんかん発作の既往（発作型・最終発作日時）
　○「てんかん既往のある児です」
　○「初めてのけいれんです」
●抗けいれん薬内服の有無（抗けいれん薬の内容）
　○「デパケン（　）mgでコントロールをはかっている児です」
●連絡理由：けいれんが起きました
　○発作時刻　○発作時および現時点の意識の有無
●問題である事柄
　○窒息・嘔吐・転倒
　○「けいれん時、ベッドから転落し頭を打っています」
●発作内容：家族や同室の方など周囲の人にも確認する
　○全般発作（強直性：四肢をつっぱる　強直間代性：四肢をガクガクさせる）
　○単純部分発作：発作の間の意識低下がない部分発作（顔面・上肢に限局した運動発作、共同偏視を伴った頸部捻転・上肢伸展が含まれる）
　○複雑部分発作：ボーっとして動きが止まり自動症（口ぺちゃ、もぞもぞ）を伴う発作
　○転倒発作：立位から突然バタンと倒れる、座位で前倒しに

　　　　突っ伏すように倒れる等の発作
●発作付随情報
　○発作持続時間　　○前兆の有無：「激しい啼泣後に出現しました」
　○意識清明となるまでの回復時間　　○項部硬直の有無
　○瞳孔の状態（対光反射の有無、共同偏視の有無）
●発作回復時症状
　○発作後麻痺　　○もうろう状態　　　○頭痛
　○嘔気　　○全身筋肉痛・倦怠感　　○失禁

B

▼
背景
Background

患者の臨床的背景は何か？

●まず気道状態をチェック
　○SpO$_2$　○嘔吐の有無　○呼吸パターン
●次に他のV/Sの変動
　○体温　○血圧　○心拍数
●状態安定後神経所見チェック
　○意識レベルの経時的変化　○運動麻痺　○失語様症状
●転倒・打撲・脱臼の疑いがあれば局所の観察

A

▼
評価
Assessment

問題に対する自分の考えは何か？

●基礎疾患のてんかんがあり、週に2〜3回はけいれんを起こしているという家族の情報ですが、現在硬直性発作が頻発していて、硬直間代性に移行する重責発作となる危険性があります
●けいれんの既往はなく、感冒症状があり体温39.6度であるため、熱性けいれんが考えられますが、発作が3分以上続いており、早急な対応が必要と考えます

R

▼
提案
Recommendation

問題に対する自分の提案は何か？

●管理内容
　○SpO$_2$チェック・心電図モニタリング
　○酸素投与：SpO$_2$が90％を切っているので酸素投与します
　○気道確保（経鼻エアウェイ、バックバルブマスク）　○吸引
●処置内容
　○ダイアップ挿入　○ホリゾン静注用意
　○フェノバール筋注用意　○アレビアチン点滴
●部屋移動の必要性
　○観察室　　○救急部
　○ICU：呼吸が停止したため気管内挿管が必要です。ICUへの移動をお願いします
●検査
　○頭部CT　　○頭部MRI　○心電図

SBARシート 7

医師に報告する前に

● 適切な医師への連絡のためにカルテを読み、確認する
● 入院時の病名
● 経過と前シフト看護師の一番近い時間帯のアセスメントを確認
● 医師と話すときに手元に準備：カルテ、アレルギーに関する情報、与薬情報、IV関係、検査結果

● 呼吸困難感のある患者
　予測される状況：術後の患者では肺梗塞、気胸が可能性としては高いが、気道閉塞、肺炎、心不全、胸水、COPDなどの症状との鑑別が必要。

「整形外科病棟のAです。Bさんが呼吸苦を訴えています」

S
状況
Situation

患者に何が起こっているか？

● V/S
　○ BP　○ HR　○ 呼吸　○ 体温　○ 痛み
● 自分が問題としている事柄
　○ 呼吸困難　○ 気道閉鎖　○ 気道閉鎖の恐れ
　○ SpO_2 の急激な変化
　○ BPの急激な変化　○ HRの急激な変化　○ 新たな不整脈
　○ 意識の急激な変化
　○ 新しい、または再度の継続するけいれん
　○ 新しい胸痛
　○ 患者の状態が変化したことに関するスタッフの判断

B 背景 Background

患者の臨床的背景は何か？

- ●術式（腕神経叢ブロックの有無を医師に確認）
- ●既往歴
- ●採血データ（Dダイマー）
- ●抗凝固療法の確認
- ●酸素を使用している、していない
- ●SpO_2（　）%
- ●IN／OUTバランス　●ドレーン排液量　●出血量
- ●患者の精神的／意識面の状況
- ●皮膚状態　●顔面蒼白　●発汗多量　●四肢が冷たい

A 評価 Assessment

問題に対する自分の考えは何か？

- ●私が問題と考えることは（　　　　　　　　　）
- ●問題は、心臓　感染　脳神経　呼吸（　　　　　　）
- ●何が問題なのかは明確にはわからないが、患者の状態は悪くなっていく
- ●患者の状態は安定せず、悪くなっている
- ●処置が必要です

R 提案 Recommendation

問題に対する自分の提案は何か？

- ●提案です
  ○胸部X-P　○一般採血　○動脈血採血　○心電図
  ○その他の検査
- ●要求します（してほしいことを言う）
- ●すぐにこの患者を診に来てください
- ●患者や家族に緊急状況について話してください
- ●担当医師にすぐこの患者を診るように言ってください
- ●医師が到着するまでに何をすればよいですか？
- ●もし治療の指示が変更されるなら、必ず聞く
- ●V/S測定の頻度は？
- ●安静度・体位の変更はありますか？
- ●患者の状態がよくないとき、どの時点で再度連絡するとよいでしょうか？

SBARシート 8

院内転倒・転落時 .... 救急部

医師に報告する前に

● 適切な医師への連絡のためにカルテを読み、確認する
● 入院時の病名
● 経過と前シフト看護師の一番近い時間帯のアセスメントを確認
● 医師と話すときに手元に準備：カルテ、アレルギーに関する情報、与薬情報、IV関係、
　検査結果

「救急部のAです。院内で転落患者が発生しました。」

S	**患者に何が起こっているか？**

状況
Situation

MISTで整理しよう！
M：Mechanism of injury（受傷機転）
　●いつ（　　　年　　月　　日　　時　　分頃）
　●どのように（　　　　　　　　　　　　　　）
　●転倒
　●転落
　●飛び降り　→　すぐに人手を集める　または院内救急コー
　　　　　　　　　ル　頸椎保護
　●頭部打撲　無　有
　●意識消失　無　有
　●けいれん　無　有
I：Injury site（受傷部位の確認）
　●全身観察を2分以内で行い下記があればすぐにドクター
　　コール！　頸椎保護
　●TAFな3X
　　○頸静脈怒張、頻拍、血圧低下→Tamponade（心タンポ
　　　ナーデ）
　　○顔面の著しい損傷→Airway obstruction（気道閉塞）
　　○胸郭動揺→Flail chest（フレイルチェスト）
　　○頸静脈怒張、気管偏位、頸胸部皮下気腫、呼吸音左右差、
　　　頻拍→X（緊張性気胸：Tension pneumothoraX）
　　○頭・頸・胸・腹・鼠径への穿通性外傷
　　　→X（大血管損傷：Massive pneumothoraX　開放性気
　　　　　胸：Open pneumothoraX）
　　○頸静脈怒張、頻拍、血圧低下、呼吸音左右差
　　　→X（大量血胸：Massive hemothoraX）

●腹壁緊張、腹部膨満　→腹腔内出血

●骨盤動揺、下肢短長差　→骨盤骨折

●大腿の変形、出血　腫脹　圧痛　→大腿骨骨折

●四肢麻痺　→脊髄損傷

S：Signs（ショックの徴候）

●意識レベル：JCS　GCS　E　V　M　瞳孔

●ショックの徴候があれば下肢挙上（ただし骨盤骨折・下肢
　骨折は禁忌）

●蒼白　●冷汗　●脈拍不触　●呼吸困難　●意識障害

●橈骨動脈触知　有（収縮期血圧80mmHgあり）

●頸動脈触知　　有（収縮期血圧60mmHgあり）　無→CPR

T：Treatment（行った処置）

●頸椎保護　●酸素投与　●ショック体位　●モニタ

●点滴

●意識・気道・呼吸・循環の異常があればすぐに応援を呼び、
　O_2、モニタ、ルート、頸椎保護して搬送準備！

B
▼
背景
Background

患者の臨床的背景は何か？

●脳神経系の症状

　　無　　有（頭痛　嘔吐　鼻出血　運動麻痺　感覚麻痺　複視）

●循環器系の症状

　　無　　有（胸痛　：持続時間　　　　　　　　　呼吸困難感）

●呼吸器系の症状

　　無　　有（咳　痰）

●代謝系の症状

　　無　　有（低血糖症状　最後の食事と血糖　インスリン
　　　　　　　　内服　　ケトン臭）

●運動器系の症状

　　無　　有（感覚低下　　杖）

●既往歴

　　無　　有（　　　　　　　　　　　　　　　　　　　　　）

●目撃者

　　無　　有（　　　　　　　　　　　　　　　　　　　　　）

●付添い

　　無　　有（　　　　　　　　　　　　　　　　　　　　　）

●薬物

　　無　　有（　　　　　　　　　　　　　　　　　　　　　）

●転倒、転落に至る前駆症状

　　無　　有（　　　　　　　　　　　　　　　　　　　　　）

A

A

評価
Assessment

問題に対する自分の考えは何か？

原因として考えられること
● 足が滑った　　　（　　　　　　　　　　　　　　　）
● 脳神経系の問題　（　　　　　　　　　　　　　　　）
● 循環器系の問題　（　　　　　　　　　　　　　　　）
● 呼吸器系の問題　（　　　　　　　　　　　　　　　）
● 代謝系の問題　　（　　　　　　　　　　　　　　　）
● 運動器系の問題　（　　　　　　　　　　　　　　　）
● 精神神経の問題　（　　　　　　　　　　　　　　　）

R

提案
Recommendation

問題に対する自分の提案は何か？

● トリアージレベル
　　○ Ⅰ：蘇生レベル・重篤（CPA・ショック・昏睡・多発外傷）
　　○ Ⅱ：緊急（激しい頭痛・胸背部痛・呼吸困難・開放骨折）
　　○ Ⅲ：準緊急（非解放骨折）
　　○ Ⅳ：非緊急（小さな外傷・挫傷・捻挫・出血のない切創）
　　○ Ⅴ：救急外・通常対応（打撲のみ）
● 移送方法の選択
　　○ バックボード　　○ ログロール　　○ ログリフト
　　○ ファイアーマンリフト　　○ ストレッチャー
　　○ 車いす　　○ 歩行

　　　　　　　　　　　　　　　　記録者サイン（　　　　　）

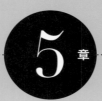

研修で
コミュニケーションスキルを
磨こう！

1　やってみよう！　チームステップス

　チームステップスは、医療現場で活用・実践されてこそ意味があります。2章で
チームステップスの概要、3章ではチームステップスのコミュニケーションツール
のうち、主要な7つのツールについて説明し、そのツールを使った応答事例も紹介
しました。これらの応答事例を通して、さらにチームステップスに関する理解を深
めることができたのではないでしょうか。

　しかし、本を読んだり、説明されたときにはわかったつもりでも、実際に自分で
考えて実践してみようとすると、案外難しいなと思うかもしれません。これらを医
療現場で活用するためには、医療者それぞれがチームワークの重要性を理解し、実
際にツールを使ってみて、自分のものとして身につけることが必要です。

　ここでは、実践力を身につけるための研修内容について紹介します。

1　グループワークによる導入研修

　チームステップスの研修では、グループワークを通して、よいチームワークを形
成し成果を上げるために、どのようなことが必要なのかということを、疑似体験し

てもらうことが効果的です。そのため、当院の研修では、チームステップスで紹介されている「紙の鎖ゲーム」をアレンジしたり、当院の医療現場の状況に合わせた「演習事例シナリオ」を使って、参加者にチームステップスのツールの活用を体験してもらっています。

1.　紙の鎖ゲームとは

●必要物品：紙・ハサミ・糊

●事前準備：受講者を、6〜8人程度のグループに分ける。

●ゲームの内容

①紙をハサミで細長く切り、その端を糊で貼って輪をつくる。

②紙の輪を、いくつも鎖状につなぎ合わせて、つないだ輪の数を競う。

③短い鎖が複数でき、すべてをつなぎきれなかった場合には、最も数の多い方の鎖の数を数える。

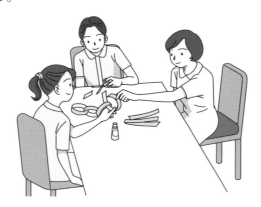

2.　紙の鎖ゲーム1

①誰か1人を、観察役として指名します。観察役はゲームには参加せずに、ゲーム中のグループの活動の何がよくて、何がよくなかったかを評価します。

②当院では競技時間は90秒としています。

③グループごとに、いくつの輪をつなげられたかを発表します。

④観察役の受講者に、グループの活動の評価について、発表してもらいます。

　成績のよかったチームと悪かったチームの活動の状況を比較することにより、よりよいチームワーク形成のヒントが共有できます。

3. 紙の鎖ゲーム2

①ゲーム2は、観察役を別の受講者に変更します。

②ゲームの内容は、ゲーム1と同様です。

③ゲーム2では利き手を使ってはいけません。（利き手は後ろに回し、全員が利き手でない手だけで作業します）

④グループごとに、いくつの輪をつなげられたかを発表し、観察役にもチーム活動の様子を発表してもらいます。

「利き手でない片手だけしか使えないという制約」により、チームの課題に対する成果を上げるためには、誰かと協力したり役割分担をしたりなど、チームワークを良好にするための方法が必要になります。ゲーム終了後には、チームステップスの4つの構成要素である、リーダーシップ・チーム構成、状況観察、相互支援、コミュニケーションについて、改めて**図1**のように確認します。

リーダーシップ，チーム構成
- 誰かがリーダーシップを取りましたか？
- チーム内での役割は明確でしたか？
- 限られた資源の有効活用はできましたか？
- 各回のはじめと終わりに話し合いましたか？

相互支援
- 他のチームメンバーと助け合いましたか？

状況観察
- 周りの状況は確認しましたか？

コミュニケーション
- チーム内で充分なコミュニケーションがとれましたか？

図1　4つの構成要素の確認

4. 紙の鎖ゲーム3

①ゲーム3も、観察役を変更します。

②ゲームの内容はゲーム2と同じです。利き手は使えません。

③ゲーム3では、チームのリーダーを指名します。リーダーはゲームにも参加します。リーダーが中心となり、1分間で戦略を練ってください。

その際、チームステップスの4つの構成要素を意識します。

ゲーム3で、意識してほしいこと

（リーダーシップ）：リーダーを決め、持つ・切る・貼る・タイムキーパーなど
  お互いの役割・チーム構成を決め、戦略を練る。
  リーダーは、ゲーム中も指示を与える。

（状況観察）：お互いをよく観察し、うまく指摘する。

（相互支援）：困ったときは助けを求める、積極的に助ける。

（コミュニケーション）：誰もが誰にでも、積極的に声をかけ話し合いながら行う。

---

④グループごとの鎖の数と観察役からの発表を行います。

　ほとんどの場合が、2回目よりも、十分に戦略を練った3回目の方が、成果を上げることができるでしょう。簡単なゲームではありますが、一連のプロセスを通して、チームステップスの要素の重要性を理解するのに効果があります。最後に、出来上がった紙の鎖を引っ張ってみましょう。接着が弱かったり、短冊のつくり方が弱いところで、鎖が切れてしまいます。弱い部分をお互いに支え合い、チームが一丸となって行動することの重要性もアピールできます。

② 演習事例シナリオの作成

　自分たちの施設で起きたインシデント事例などを基に、シナリオを作成し、他職種も含めた医療チームで検討してみましょう。

　シナリオを基に、どうすればよかったかを検討して、コミュニケーションエラー

対策やチームワークの改善につなげるといったことが、チームステップスを実際の医療現場で活用するためのよい方法です。ここでは、演習のための事例をいくつか紹介します。

　それぞれのグループで、どのようにしたらよいチームワークが形成され、安全な医療を提供できるのか、自由に考えてもらいましょう。その際、チームステップスの「どのツール」を、「どの部分に」「なぜ」使ったのかということを発表してもらいます。

　今回のように、グループで自由に検討するシナリオ作成に、正解・間違いがあるわけではありませんから、発表されたシナリオのよい点を確認したり、こうしたらもっとよくなるかも！　など、ポジティブにフィードバックしたいものですね。他のグループの発表を聞くことで、互いに大いに参考になると思います。

●事前準備：受講者を、6〜8人程度のグループに分ける。
●グループワークの内容：実際の医療現場に起こりそうな事例を作成し、こんな場合はどのように対応するか？　グループで話し合い、改善したシナリオをつくり、発表する。
発表の時には、患者役、医師役、看護師役、検査技師役など、役者（声優）になったつもりで、メンバーにシナリオを演じてもらう。

演習1　患者とのパートナーシップ

事例　抗がん剤の血管外漏出
患者　森雪子さん　48歳　女性　乳がん

　外来点滴室で、末梢静脈ルートを確保し、抗がん剤を開始した。
　初めての抗がん剤の投与で、森さんは緊張していた。看護師は、患者の不安を少しでも軽減したいと考え、「点滴の管理は看護師に任せて、安心して

ください」と伝えた。

15分後、滴下良好で看護師は「大丈夫ですね」と伝えた。

30分後、刺入部が腫脹し、抗がん剤の漏出を看護師は発見した。

森さんは、15分前に看護師が観察したときも、刺入部に少し違和感があったが、看護師が見てくれているのでもう少し様子をみようと思って伝えなかった。

> 看護師は、「看護師に任せて安心してください」と説明しました。優しい看護師ですが…
> 患者とのパートナーシップを意識して、患者が自ら、気になったことや重要なことを発信できるように、以下のシナリオを直してみましょう。
> また、シナリオ作成にあたり、チームステップスのツールで適当なものがあれば、使ってみてください。

患者「先生から副作用の説明は聞いたけど、抗がん剤…初めてだし怖いな…
　　大丈夫でしょうか?」

看護師「定期的に見に来ますから大丈夫ですよ。点滴の管理は看護師に任せ
　　て、安心してください」

患者「よかった。お願いします」

　　・・・15分後・滴下良好　・・・

看護師「大丈夫ですね」

患者（針のところが何となく、違和感があるな?　痛いというほどではない
　　し、看護師さんも大丈夫だというし、もう少し様子をみてみようかな…)

改善シナリオ例

自己紹介 ◀── 看護師「森さん、本日担当する看護師の山本です。
　　これから抗がん剤の点滴を始めますね。先生
　　から副作用のお話は聞いていますか?」

患者「副作用の説明は聞いたけど、抗がん剤…初

めてだし怖いの…大丈夫でしょうか？」

具体的説明

看護師「定期的に見に来ますので安心してくださ
い。それ以外でも、何か気になることがあれ
ば、遠慮なく、いつでもナースコールで呼ん
でください。特に、点滴の針の先に痛みや腫
れがあったり、赤くなったり、腕が腫れぼっ
たいなとか重いなと感じたりした場合には、
点滴が漏れていたり、炎症反応が強く出てい
る可能性があります。そのような場合には、
処置が必要なこともあります」

患者「それは、怖いわね…大変なことになるのか
な？」

**パートナーシップ
の依頼**

看護師「いえ、早い段階であれば、大きな問題に
はなりません。ただ発見が遅くなれば、その
分影響が大きくなる可能性もあります。です
から、森さんにも協力してほしいのです」

患者「わかりました。ええと、どんなことに注意
するんでしたっけ？」

説明

看護師「はい、針先の痛みや腫れ、赤くなること、
腕全体が腫れぼったくなったとき、それから、
点滴の速度が変わったときなどです」

患者「なるほど、針先の痛みや腫れ、赤くなるこ
と、腕全体が腫れぼったくなったとき、それ
から…なんだったかな…？」

看護師「点滴の速度が変わったときです」

**以下
チェックバック**

患者「点滴の速度の変化でしたね！　わかりまし
た」

看護師「はい、その通りです。よろしくお願いし

ますね」

　　　…15分後滴下良好…

看護師「大丈夫ですね」

患者「速さは大丈夫だわね。ううん…でも、針の
　　　ところが何となく、違和感があるの。痛いと
　　　いうほどではないんだけどね。大丈夫かな？
　　　みてくれる？」

看護師「はい、みてみましょう。

　　　森さん、もしかしたら、針の先が少し抜けか
　　　かっているのかな、念のため点滴を止めて、
　　　先生に診てもらいましょう！　教えてくれて
　　　ありがとうございます。早めに対処できます
　　　から安心してください」

**患者からの
気づきの発信**

抗がん剤の血管外漏出　観察・対応の例

▶観察の視点
　　血液の逆流はあるか？　　　刺入部の痛み、腫脹はないか？
　　点滴の速度は遅くないか？
▶患者に異状のサインを伝え協力を得る
　　疼痛　　　腫脹　　　発赤　　　紅斑　　など…
　　（早期に適切な処置が必要となることを、事前に説明する）
▶変化があったときは、投与を中止し、漏出の有無を確認
▶医師への報告内容
　　①患者名　　　　②薬剤名　　　　③投与状況
　　④皮膚の状態　　⑤患者の自覚症状
▶抗がん剤の性質（起壊死性、炎症性、非炎症性）、感染症や糖尿病など既
　往疾患の有無、アレルギーの有無などを確認し適宜判断の上、処置を行う

演習2　クロスモニタリング／コールアウト

事例　発熱と倦怠感で昨夜に救急入院した患者（田中さん）を、2年目の鈴木看護師が担当することになった。この病棟は、病室の配置により看護チームをAチームとBチームに分けており、鈴木看護師はAチームで、Bチームのあなた（近藤看護師）とは違うチームである。Aチームは少し忙しいようだが、Bチームは落ち着いている。

　　鈴木看護師は、田中さんのV/Sを温度板に入力しながらぶつぶつ言っている。

> あなた（近藤看護師）は、クロスモニタリングにより、鈴木看護師を助けてあげましょう。
> 鈴木さんの様子をみて、どんなふうに声をかけますか？
> あなたから声をかけて、それ以降のシナリオをつくってみましょう。
>
> あなたの判断では、田中さんは、頻脈で血圧低下、どうやらショックが疑われるようです。日野医師に連絡後、すぐに行くので救急カートを準備しておくように指示がありましたが、ナースステーションにはあなたしかいません。大きな声で応援を呼んでみましょう。

　　鈴木看護師の思い（田中さんの脈拍は180、血圧90/50、前回の血圧は120/60か…とりあえず意識は清明だから、経過観察でいいのかなぁ？
重症患者を看るのも、あまり経験がないし不安だな…
でも…
みんな忙しそうだし、手伝ってもらうのは気が引けるな…）

　　近藤看護師の思い（今日のBチームは患者さんも落ち着いているし、検査や処置も少ないから余裕を持って仕事ができそうだ、よかった…）

改善シナリオ例

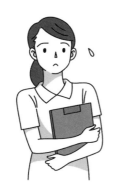

鈴木看護師の思い（田中さんの脈拍は180、血圧90/50、前回の血圧は120/60か…
とりあえず意識は清明だから、経過観察でいいのかなぁ？
重症患者を看るのも、あまり経験がないし不安だな…
でも…
みんな忙しそうだし、手伝ってもらうのは気が引けるな…）

近藤看護師の思い（今日のBチームは患者さんも落ち着いているし、検査や処置も少ないから余裕を持って仕事ができそうだ、よかった…　でも、Aチームは重症の田中さんがいるし、緊急の手術もあって忙しそうだな…）

クロスモニタリング

（あれ？　鈴木さん、さっきから温度板を見て、ブツブツ言ってるけど、大丈夫かな？　そういえば、田中さんの担当は、鈴木さんだったけど…
誰かに相談してるのかな？　不安そうだったし、声をかけてみよう！）

労務の支援の提案

近藤看護師「鈴木さん、大丈夫？　今日は田中さんの担当だったね、私、今少し手が空いたんだけど、何か手伝えることはない？」

鈴木看護師「あ、近藤さん、ありがとうございま

す。今、田中さんのバイタルサインを測定し
たのですが、脈拍は180、血圧90/50、とりあ
えず意識は清明だから、経過観察でいいでし
ょうか？」

近藤看護師「あれ、頻脈だね！　経過表を確認し
てみよう。血圧は前回に比べて下がっていて、
頻脈か…　これはショックの症状かも！　す
ぐに先生に連絡しましょう。鈴木さんは、田
中さんのところに行って、バイタルサインを
もう一度確認してね」

情報・知識の支援

…あなたは、日野医師に田中さんのバイタル
サインを伝えました。

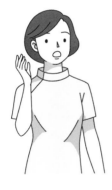

日野医師「それは、ショック症状かもしれないね。
すぐに行くので、田中さんの部屋に救急カー
トを準備しておいて！　それから、他の医師
も呼んでおいて！」

近藤看護師「はい、救急カートを準備します。医
師の応援も呼ぶのですね」

（医師の応援要請と、救急カートか…　1人で
は間に合わないな…）

コールアウト

「すみません！　どなたか、手を貸してくださ
い！！」（大声で）

演習3 SBAR／2チャレンジルール／CUS

事例 抗がん剤の溶解用生理食塩水の量の間違い・血管外漏出

患者 森雪子さん　48歳　女性　乳がん　アレルギー・感染症なし、他既往疾患なし

点滴指示内容 ドキソルビシン（アドリアマイシン：起壊死性抗がん剤）90mg+生理食塩水100mL

1）医師（福田）は、森さんの診察後、抗がん剤の投与指示を入力した。

ドキソルビシン90mg+生理食塩水100mLで指示したつもりが、生理食塩水10mLで入力してしまった。薬剤師（佐藤）は、処方の監査で間違いに気づき、医師へ連絡し確認した。

薬剤師は、医師の指示の生理食塩水の量がいつもと違うことに気づき、医師に確認しましたが、医師は内容をよく確認せず、間違っていないと回答しました。何とか間違いを修正してもらいたいのですが…
相手が間違いに気づくよう、あきらめずに伝えたいところです。
以下のシナリオを直してみましょう。

薬剤師「薬剤師の佐藤です。乳がん患者の森さんの抗がん剤の処方ですが…ドキソルビシン90mg+生食10mLとなっていますがよろしいでしょうか？」

医師「森さん？　うん、そうだよ。それでいいよ。指示通りに調剤して！」

薬剤師（そんなわけないんだけどなあ…　先生忙しそうだなあ…　でもなんとかしなくちゃ）

改善シナリオ例

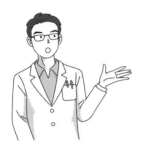

薬剤師「薬剤師の佐藤です。乳がんの森さんの抗がん剤の処方ですが…
ドキソルビシン90mg+生食10mLとなっていますがよろしいでしょうか？」

医師「森さん？　うん、そうだよ。それでいいよ。指示通りに調剤して！」

2チャレンジ ルール

薬剤師「先生、いつもは、ドキソルビシンを生食100mLに溶解して点滴していると思うのですが、今回は生食10mLで、ワンショットで投与ですか？」

医師「ええ？生食100mLで処方したつもりだったけど、ちょっと待って、指示を見てみるね。ああっ！これはごめんなさい、生食100mLにしてください」

チェックバック

薬剤師「はい、わかりました。ドキソルビシン90mg+生食100mLですね」

医師「そうです、それでお願いします。オーダーも修正しておきますね」

薬剤部より、正しい薬剤が届けられ、患者へ点滴が開始された。

2)　開始後、森さんから刺入部の違和感の訴えがあった。看護師（澤）が観察すると、点滴針の刺入部にはほんのわずかに腫脹があるように見える。

森さんに様子を聞いてみると、痛みはないが、腕に少し重い感じがあると
いう。

　看護師は、抗がん剤の漏出を疑い、すぐに点滴を止めて、医師へ報告した。

看護師は、抗がん剤の血管外漏出の可能性があると思い、医師へ至急対
応を依頼しています。どうやら、うまく状況が伝わっていないみたいで
すね。チームステップスのツールを使い、以下のシナリオを直してみま
しょう。

患者「看護師さん、針のところが何となく、違和感があるんだけど…？
　　痛いというほどではないんだけどね。大丈夫かな？　みてくれる？」
看護師「はい、わかりました。滴下の状態は悪くありませんね。でも、針の
　　先が少し抜けかかっているのかもしれませんし、念のため点滴を止めて、
　　先生に診てもらいましょう！」
看護師「福田先生、外来点滴室看護師の澤です。
　　本日点滴を実施している森さんなのですが、針先に違和感があると訴え
　　ています。痛みはないようですが…　今、点滴を止めたのですが、すぐ
　　にみてもらえませんか？」
医師（福田）：「今、忙しいんだけど！　えっと、どの森さん？？
　　針先の違和感？　痛みもないなら、大丈夫でしょう。もう少し様子みて
　　よ！」

改善シナリオ例

　　　　　患者「看護師さん、針のところが何となく、違和
　　　　　　感があるんだけど…？
　　　　　　痛いというほどではないんだけどね。大丈夫
　　　　　　かな？　みてくれる？」
　　　　　看護師「はい、わかりました。滴下の状態は悪く
　　　　　　ありませんね。でも、針の先が少し抜けかか

140

っているかもしれませんし、念のため点滴を
止めて、先生に診てもらいましょう！」

看護師　　SBARで報告

SBAR

S 福田先生、外来点滴室看護師の澤です。
抗がん剤投与中の患者さんが、針先に違和感
があると訴えています。

B 森雪子さんは、乳がんで化学療法をしている
48歳の女性です。
ドキソルビシン点滴を開始後、針先に違和感
があると訴えています。痛みはないのですが、
腕が少し重い感じがあるようです。

A 針先が抜けかかっているのではないかと思い、
念のため点滴を止めました。

R すぐにみに来てもらえませんか？

医師「針先の違和感？　滴下の状態は？　痛みも
ないなら、大丈夫でしょう。もう少し様子を
みてよ！」

**2チャレンジ
ルール**

看護師「滴下は悪くないのですが、わずかながら
針先が腫脹しているようにみえるのですが…
確認していただけないでしょうか？」

医師「滴下は悪くないのか。ほんとに腫れてる
の？　こっちも今忙しいんだ、すぐにって言
われても困るよ！」

CUS

看護師「でも先生、森さんが使用しているドキソ
ルビシンは、起壊死性抗がん剤です。マニュ
アルにも、（投与中に異常があった場合には、

141

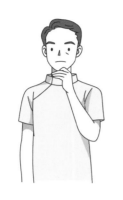

薬剤漏出の有無の確認が必要）となっています。安全上の問題です！　血管外に薬剤が漏出して、組織が壊死してしまうのではないかと心配です！」

医師「そうだったね、ドキソルビシンは起壊死性抗がん剤だったね。すぐに、そちらに行くので、リンデロン4mgを準備しておいてくれる？　患者さんは、糖尿病やアレルギーなど、他に既往歴はなかったかな？」

チェックバック

看護師「森さんは、特に既往はありません。リンデロン4mgですね。準備しておきます」

医師「そうです。準備よろしくね！」

2 　患者急変時のフィジカルアセスメント　SBAR-C（エスバーク）シートの活用

　看護師にとっての「患者の急変」は、自信の喪失に強く影響を与え、心的外傷経験になりやすいため、急変対応時の経験がその後の実践活動に影響していく可能性があります。また、急変対応能力に関する看護師の経験知はさまざまであり、一刻を争う患者の生命にかかわる看護技術であるため、実際の患者で技術を高める機会は得にくいものです。

　そこで当院では、実際の状況や出来事、プロセスを表現した学習内容で、現実の臨床から離れた安全な環境の中で行われる（その間はどれほど過誤をおかしても害を及ぼさない）シミュレーション教育に取り組んでいます。

1 患者急変におけるチーム内で協働する意義と特徴

　急変とは予測を超えた生理的機能の変化であり、迅速な対応を必要とする状態です。病態変化の初期は、軽度な生理的変化や患者の主訴に基づくことが多く、そのとき看護師は、「何かおかしい」と気づくことから急変対応は始まっています。

　看護師は患者の既往歴や疾患名から、患者の異常の早期発見に努め、どんな急変が起きるのかイメージしながら、フィジカルアセスメントを展開します。しかし、その状態が徐々に変化し、症状が悪化し、随伴症状が伴うようになったとき、看護師はショック状態への移行を予測し、患者の状態確認を行います。

　やがて患者の循環動態にまで影響するため、状態確認のために生態モニタを装着し、経時的な観察を行い、意識・呼吸・循環の変化に注目していくことになります。そして、その情報をSBAR-C（エスバーク）などのコミュニケーションツールを用いて医療チーム間で共有し、どのように患者をみていくか、その対処を検討していくことになります。

　患者が急変するかもしれないという場面でのコミュニケーションは、医療者も心理的に危機的な状況に陥ることが多いため、ときにエラーが起きやすくなります。しかし、医療チームが患者の訴えや症状を急変の徴候と認識すれば、患者の状況をアセスメントしようとする行動化につながり、急変を予測した対応となり、冷静に対処することができます（**図2：144頁**）。

2 チームステップスを活用する

　病態変化を予測した情報を医療チームで効果的・効率的に共有し、効果的なチーム実践を遂行するためにチームステップスの要素は欠かせません。急変時、チームのパフォーマンスを改善し、より安全なケアを提供するために、4つのコアスキルからその特徴を述べます。

1. リーダーシップ

　急変を起こしそうな場面では特にリーダーシップをとる人物がいるかいないかで

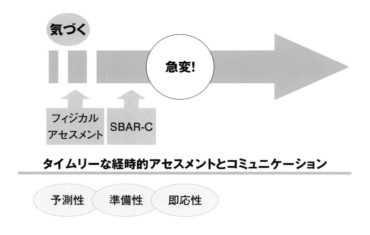

図2　患者の変化に気づいて対応する

組織やチームのパフォーマンスは大きく左右されます。リーダーは、チームを編成かつリードし、明確な目標を定め、チームのメンバー間のオープンなコミュニケーションとチームワークを推進します。そうすることによって一人ひとりの能力が最大限に活用され、チームとしてのパフォーマンスを最大限に発揮できるのです。この中の要素に適切なチーム活動として、次の3つがあります。急変を予測し冷静に対処するために、これらを患者の変化に応じて適時行う必要があります。

ブリーフ：Brief　計画

　看護師は患者の変化を捉えるために、前勤務者からの引き継ぎをベッドサイドで行い、患者の状況を継続観察し、その情報をチームで共有することを日常的に行っています。その打ち合わせの中で、患者の急変を見すえた予測的なアセスメントを共有することで、チーム内での患者の見方の一致をはかることができます。また、急変を予測すれば、それに備えて準備することにつながります。

ハドル：Huddle　問題解決

　打ち合わせした予測内の変化や予測外の変化について、随時チームリーダーやメンバーが集合し、患者状況を再アセスメントすることで、その変化に応じた準備をすることができます。

デブリーフ：Debrief　過程改善

　自分の勤務帯の予測的・準備的対応を評価し、次の勤務者へもそのアセスメントを継続することができます。

2.　状況観察

　急変対応の場面では、患者にとっても医療チームにとっても危機的な状況に陥りやすいため、適切な判断・行動をするには、患者の状況だけでなく現場の状況を継続的に観察し、把握を冷静に行う必要があります。それと同時に自分自身も含めたチーム内のメンバーと、対応能力を判断し、対応していくことが重要です。

　例えば、患者の状況をみたとき、緊急性が高ければ、ファーストコールと示されている医師だけでなく、すぐに対処できる医師を呼ぶべきでしょう。

3.　相互支援

　お互いに協力し合う「相互支援」のツールに2チャレンジルールがあります。急変対応の場面では、その緊急性や重要性が伝わらず、納得が得られない場合もあるのではないでしょうか？　そのときに2チャレンジ、2回は言おうというルールに従ってもう一度医師に伝えるべき内容を伝える努力をし、それでも納得が得られなければ、CUSなどで伝えるか、指導者や管理者に相談することが必要でしょう。

4.　コミュニケーション

　コミュニケーションには2つの要素があると言われています。情報を交換することと、相手が発した情報に対して「あなたがくれた情報はこういうことですね」と確認することです。

　このコミュニケーションをさらに効果的にするツールがSBARの「状況・背景・評価・提案」という4つの視点です。この4つの視点で状況を整理し、緊急時の要素であるC（Confirmation：復唱）を加えたものがSBAR-C（エスバーク）です。「C」は急変が予測できるときのお互いに緊迫した状況の中でのコミュニケーションであるため、緊急性が高いときには非常に重要になります（158頁以降に掲載のSBAR-Cシート参照）。

　急変時、すみやかに次の対応へつなげるために、報告は「結論から」「要領よく手短に」「事実を正確に」伝えることが重要です。また、効果的にコミュニケーシ

ョンをとるためには、適切な言語があり、言語だけでなく非言語も含まれます。声のトーンやアイコンタクト、ジェスチャー、身ぶり、手ぶり、姿勢、沈黙、および空間を適切に使用することが必要になってきます。

　しかし急変対応時は、情報発信者自体が不安や緊張のあまりそれらを効果的に活用しにくいばかりでなく、応援要請や医師への報告の場面では、ナースコールや緊急コール、PHSなどの機器を介するため、言語的伝達を簡潔に適切に行うことが必要となります。そのために、日常からコミュニケーションをとりやすい関係を築いておくことも重要です。

　急変対応時は、コミュニケーションがとりづらい環境であり、効果的に行えるようより意識して対応することが患者の状況を改善することにつながることを認識しましょう。そのためにも、日常的に医療チームでシミュレーション教育を行うことで、訓練することが必要なのです（**写真**）。

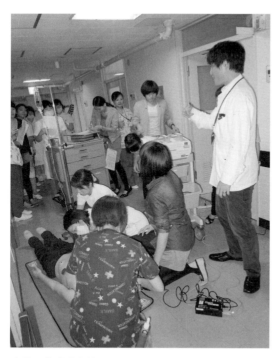

実際の急変事例をもとにしたトレーニングの様子

3 リーダーシップとメンバーシップを発揮する

　患者急変時、発見者は同時にリーダーとなっています。応援を呼び、役割分担を行う必要があります。しかし発見者は、患者の急変が予測外であるほど、重篤であるほど、パニックに陥りやすい傾向にあります。そのとき、集められたメンバーは、瞬時に患者の状況とリーダーの状況を査定し、最善を尽くすために、リーダーへの行動確認や交代を申し出ることもときには必要なのです。

　それがリーダーシップ、メンバーシップを果たすということです。医師やその他の医療従事者が集められ、どんどん新しいチームが形成されていく際にも同様のことが言えます。そこに参画するすべての人に、リーダー・メンバーとしてチーム医療を提供する責任が発生するのです。

1. チームリーダーの役割

　すべての蘇生チームには全体の動きを統率するチームリーダーが必要です。患者急変時は、集められたさまざまな医療従事者が、同時進行で救命処置を行い、連携して協働します。そのためには、効果的なチームワークを発揮する必要があるからです。

2. チームメンバーの役割

　チームメンバーは、各自の業務範囲で認められた技術において、役割を発揮することに集中する必要があります。**図3**にそれぞれの役割をまとめました。

チームリーダーの役割	チームメンバーの役割
●グループをチーム化する	●自分の役割をわかって行動する
●チームメンバーの個々の行動を確認する	●役割の責任を果たす
●チームメンバーをバックアップする	●チームリーダーをフォローする
●患者の全体を見すえて、誘導する	●蘇生の成功に向けて全力で取り組む
●役割モデルとしての態度と行動を示す	

図3　チームリーダーとチームメンバーの役割

4 効果的なチームダイナミクス

　成功するチームは、専門知識と技術に熟達しているばかりでなく、チームリーダーとチームメンバーが、自らの役割だけでなくチームのほかのメンバーの役割も理解し行動することができます（表1）。それが効果的なチームダイナミクスを生み出し、患者の急変の早期対応に貢献することにつながっていきます。

　また、最悪の事態としての急変時は、根拠に基づいた知識と技術をチームで提供することで、蘇生の成功率を高めることになります。

表1　チームリーダーとチームメンバーのやるべきこと

	リーダー	メンバー
明確な役割と責任	・臨床現場におけるすべてのチームメンバーの役割を明確に定義する	・自分の能力レベルに適した、明確に定義されたタスクを探して実行する ・自分の経験や能力レベルを超えているために割り当てられたタスクを実行できない場合は、新しいタスクまたは役割を依頼する
自分の限界を知る	・患者の状態が悪化して助けが必要になるまで待つのではなく、早めに助けを求める ・一次治療にもかかわらず患者の状態が悪化した場合は、経験豊富な担当者にアドバイスを求める	
建設的介入	・優先度が高い場合は、別の介入を開始するように依頼する	・自信をもって代替薬または用量を提案する ・間違いをおかしそうな同僚に質問する
知識共有	・情報共有の環境を奨励し、次善の策がわからない場合は提案を求める ・鑑別診断のよいアイディアを求める ・何か見落としがないか尋ねる	・他のチームメンバーと情報を共有する
要約と再評価	・鑑別診断に関する決定に継続的に注意を向ける ・投与された薬物と治療、および患者の反応の継続的な記録を確認または維持する	
	・患者の臨床状態の重大な変化に明確に注意を引く ・患者の状態が悪化したときは、モニタリングを強化する(特に呼吸数や血圧)	
クローズドループコミュニケーション	・タスクが完了したことを口頭で確認した後、別のタスクを割り当てる	・ループを閉じる：タスクの開始時または終了時にチームリーダーに通知する
メッセージをクリアする	・チームメンバーに明確に話すよう奨励する	・投与指示を繰り返す ・少しでも疑問がある場合はオーダーに質問する
お互いの尊重	・「ありがとう、よくやった！」と言って、正しく完了した課題を認める	
	・親しみやすくコントロールされた口調で話す ・最初に理解されなかった場合は、大声で叫んだり、攻撃性を示したりしない	

American Heart Association：CPR＆ECCガイドライン. 2020. より作成

5　急変の構造を理解し、気づきの能力を高める

　患者の急変の約6〜8時間前には、急変の徴候がみられると言われています。24時間患者のそばにいる看護師は、その患者のサインに一番早く気がつける存在です。看護師が患者の急変につながる早期の徴候を捉え、何が起きているか客観的な事実をもとに分析的思考を使って推論し、予測性・準備性・即応性を持った介入を行うことが重要です。

　また、協同学習における討論や演習は自分の意見や考えを表現したり、他者にうまく伝える方略を学習したり、自分と他者との学習の違いについて知ることができることから、高次の推論能力やコミュニケーション能力を高めると言われています。シミュレーション教育の中で、ビデオデブリーフィングを通じて、自己やチームのパフォーマンスを客観的に振り返り、表現し、整理できれば、臨床判断能力を高めることにもつながります。そこで、急変の構造を理解し、気づきの能力を高めるためのプログラムにおけるSBAR-Cの活用とフィジカルアセスメントについて紹介します。

1.　学習目標

●患者の急変の徴候に気づく能力が向上する。

●迅速評価、一次評価の報告ができ、応援を要請できる。

●応援が到着するまでの対応ができる。

●必要に応じてRRSを稼働することができる。

2.　ステップ1：気づく

　病態変化の初期は、軽度な生理的変化や患者の主訴の場合が多く、経験が直観力を高めてくれます。「何かおかしい」と気づくことから急変対応は始まっています。しかし、気がつくにはどうすれば、それを伝えるにはどう表現すればよいのでしょうか。まず、模擬患者の様子から自分たちで考える急変の徴候を挙げていきます。例えば、「呼吸が早い」「目線が合わない」「皮膚が紅潮している」「胸を痛がる」。これらのサインが、急変につながっているのです。

3. ステップ2：迅速評価

　最初に出会った数秒間で全体的な外見を視覚と聴覚を使ってアセスメントするものであり、ステップ1で挙げた急変に結びつく危険な徴候を「外見」「呼吸状態」「血液循環」の視点で評価します。

● 「反応なし」「十分な呼吸なし」

　　→応援要請（スタットコール、コードブルーなどの院内緊急コール）　BLS/ALS

● 「BLS不要」「危険な徴候有」

　　→他のナース・リーダーナースへ応援要請（SBAR-C）で報告

　　→直ちにRRS稼働、初期対応開始

　　→ステップ3へ

● 「危険な徴候なし」

　　→ステップ3へ

4. ステップ3：一次評価

　ステップ2で感じた「何かおかしい」を、何がおかしいのか明確にしていくプロセスです。手を使って（触診・聴診）心肺と神経機能のABCDEですばやく評価します。ABCDEの手順は以下のとおりです。

● A（**A**irway：気道）

発声でき気道が開通しているか、気道を障害する何かがあるか

　　→気道確保（吸引・体位）

● B（**B**reathing：呼吸）

呼吸回数、呼吸パターン、SpO_2値

　　→酸素吸入開始

● C（**C**irculation：循環　心血管と末梢器官の両方の評価）

血圧・脈拍・不整脈の有無

　　→モニタ装着、静脈路確保、体位の工夫、薬剤投与

● D（**D**isability：中枢機能）

意識レベルGCS（Glasgow Coma Scale）、JCS（Japan Coma Scale）での評価

表2 SAMPLE法

S	Sign&Symptoms	徴候（サイン）と症状
A	Allergies	アレルギーの有無
M	Medications	薬物
P	Past medical history	既往歴
L	Last meal	最後の食事
E	Events leading to presentation	提示症状のもととなる現象

　　　→気道確保、救急カートの準備

●E（**E**xposure：脱衣）

　外傷の有無の確認、体温

　そして、簡単な器具（血圧計、心電図、モニタ、血糖測定器、パルスオキシメータ）を使って、バイタルサインと関連づけることで変化を系統立てて整理していき、変化に伴う対処を併行して進めます。その時間を意識し、記録を開始します。また、その評価を医師へSBAR-Cで報告し、診察要請をします。大部屋の場合、急変を予測して、患者の個室や観察室への移動を検討します。

5. ステップ4：二次評価

　医師が来るまで、呼吸と循環を安定化させながら、SAMPLE法（**表2**）やPQRSTT法（**表3：152頁**）などを用いて、焦点を絞った病歴聴取と症状別のフィジカルアセスメントを展開します。また、その結果をチームで共有し、医師に報告します。そして、その対処を行います。

　ステップ1からステップ4までの流れを、**図4**（153頁）にまとめました。

6. ステップ5：RRS起動考慮

　担当医師との評価・提案が納得できないときに検討します。

表3 PQRSTT法

頭文字	要素	問診内容
P	Provoking factors 影響因子	・痛みや苦しさなどを悪化させる、軽減させる要因はないか ・何によってよくなるか ・外傷や損傷があるか
Q	Quality of pain 痛みの性質	・どのように痛いのか、苦しいのか ・「圧迫されるような」「突き刺すような」「ちりちりする」「裂けるような」 　など、患者の表現する言葉をそのまま使うこと
R	Region 部位 Radiation 放散	・どこが痛いのか、苦しいのか ・それは1カ所か数カ所か ・それは移動したり、響いたりするか
S	Severity of pain 痛みの程度	・痛みや苦しみがないときを0、最高の痛みや苦しみを10とすると、今は 　数値で示すとどの程度か
T	Time 経過	・いつから、何をしているときに始まったか ・どのくらい持続しているか、間欠的か ・何らかの変化はあったのか ・以前に同じようなことが起きたことがあるか
T	Treatment 治療	・痛みや苦しみに対して何らかの対応策や薬を使用したか ・効果があったこと、なかったことは何か

6 RRT、METの応援を求め、システムを有効活用する

　多くの病院がスタットコールやコードブルーなどに際して、患者の急変対応をするために、RRT（**R**apid **R**esponse **T**eam：院内迅速対応チーム）や、MET（**M**edical **E**mergency **T**eam：救急医療チーム）を設けています。

　その目的は、患者の臨床状態の悪化のサインを早期に発見・対処することによって患者の予後を改善することです。急変の徴候の多くは患者のバイタルサインをモニタリングすることで見つけることができます。患者の一番近くにいる看護師が患者の急変の徴候を発見し早期に対応することが臨床症状の悪化や心肺停止が起こる前に対応することにつながると考えます。そのシステムを円滑に活用し、急変対応の専門家の力を発揮するには、その施設に合ったシステムの構築と周知、発動基準の明確化が重要となります。そして発動された際には、RRT・METとの情報共有

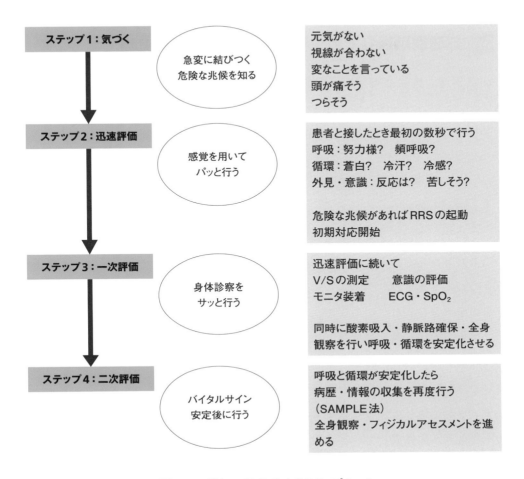

図4　フィジカルアセスメントのステップ1〜4

やパフォーマンスに応じたチームリーダーの交代も急変時の役割分担として重要な協働となります。

　したがって、RRTやMETとのコミュニケーションもSBARで適切に行えるように、チームダイナミクスを高めるためのシミュレーション教育も欠かせないものになっています。

7 部署別勉強会でのシミュレーション学習の実際

　2021年度、当院32部署から救急看護認定看護師や急性・重症患者看護専門看護師に、コンサルテーションが依頼されました。コンサルテーションに基づく勉強会に参加した医療チームメンバーの内訳は、看護師358人、医師31人、コメディカル（放射線技師・PTなど）2人の計391人でした。

　コンサルテーションの内容は、基本的な救急処置や過去に自部署で起きた具体的な急変事例を克服し、自信を持ってチームで急変対応できるようになりたいというものでした。また、その相談者は管理者（師長・主任）だけでなく、認定看護師・専門看護師からもありました。部署全体で、部署内で起きたことを共有する風土ができつつあります。

　その事例を分析していく中で、患者の急変する前の徴候をみつけ、実際の展開のプロセスの事実を時系列でみていきます。そこから、一緒に予測性・準備性・即応性の評価を行います（**図5**）。コンサルテーションを受けるにあたり、どこに問題を感じて何を解決したいのかを明確にしていきます。そこから、解決策にシミュレーション学習が適していると考えられれば、何の力を高めたいのか学習目標を一致させプログラムを作成していきます。

　課題が複数あれば、目標に応じて数回に分けて開催しました。2021年度に行った実際のシナリオは、呼吸抑制の低酸素血症／出血性ショック／敗血症性ショック／腫瘍崩壊・感染／急性冠症候群／脳卒中／上気道閉塞／アナキラフィシーショッ

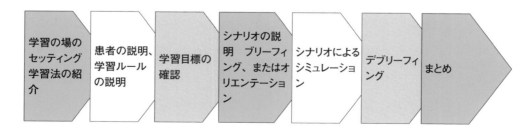

図5　シミュレーション学習の流れ

ク／血管外漏出などでした。

　図4のステップ1～4（153頁）に沿って患者アセスメントを進め、ステップ4の二次評価で事例に沿ったフィジカルアセスメントの展開を、高度なシミュレーションモニタリング機能を持つシミュレーター（**H**igh **F**idelity **S**imulation：HFS）を活用して行いました。患者のいる病室を模擬想定して、担当看護師・リーダー看護師・医師・当直医師役を部署のメンバーが行い、RRTやMETをコンサルタント側が行いました。

　その後、ビデオデブリーフィング（ビデオ録画した演習の模様を見て過程改善を実施すること）を通じて、自己やチームのパフォーマンスを客観的に振り返り、GAS法に則って、デブリーフィングを行いました（**表4**）。

　実際の急変事例をもとにチームでのシミュレーション教育を行ったところ、研修後の評価（「今回の研修で、臨床における実践活動にどのような変化がありそうか」という質問に対して）では、次のような感想が挙がりました。

表4　GAS法によるデブリーフィングの流れ

段階	目標	行動
Gather 情報収集	学習者がシミュレーション中に「何を考え、なぜその行動をしたか?」を積極的に傾聴し、理解する。	★チームリーダーに「何が起きて、何をしたか?」について語るよう促す ★補足情報も求めつつ、チーム一人ひとりから「かたよりなく」引き出していく
Analyze 分析	学習者がとった行動について、「じっくりと振り返り、それを分析」するよう学習者に促す。	★シミュレーションをできるだけ正確に振り返るよう促す ★「適切だったこと」「適切ではなかったこと」を自由に発言させる ★「気づき」へと誘導する ★気づきを通じて「方向転換」へ誘導していく
Summarize まとめ	「このシミュレーションで、何を学び、実践に活かせるか?」について確認することを促す。	★学習者からのコメントや発言を要約する ★高い能力を持つチームや個人の行動について、学習者に肯定的な面を特定させる

Cheng A, Nadkarni VM, Mancini MB, et al.：Resuscitation education science: educational strategies to improve outcomes from cardiac arrest: a scientific statement from the American Heart Association. Circulation. 2018;138:e82-e122. より作成

●研修効果の自覚（行動のイメージ化、自信、チーム医療、クリティカルシンキング）

●自己研鑽の決意

●自己の強化すべき点の認識

●研修の学びを自身の実践へ還元する意志

●急変時に抱いた自責の念の認識

●シミュレーションで急変時対応できない自覚

●効果的なチーム蘇生を行う困難さの自覚

　部署内の評価でも、自分のできた点とできなかった点が明確となり、今後の課題もみえてきたようでした。特に学んだこととして、SBAR-Cの活用や医師への提案の仕方が挙げられていますが、実際に行動したことでイメージはつかめたものの、自分のアセスメントを相手に伝える難しさや提案、指示が飛び交う中でのコミュニケーションの方法を学んだという評価でした。

　何かおかしいという看護師の第六感は、昔から注目されてきました。「あの患者さんは急変する」など、虫の知らせのような霊感的な現象として受け取られていた時代もあったようです。

　しかし近年では、看護師の直観は、経験と知識に裏付けられた気づきとして重要な意味を持っているとされています。患者の身近にいる看護師には、急変の徴候や患者からのサインを感じ取ったら、自身の持つ知識を総動員させ、フィジカルアセスメントのスキルを用いて系統的なアセスメントを行い、これから起こり得る患者の変化を予測することが求められます。それらの情報を医療チーム内で共有し、チームで迅速かつ適切な対応をするためには、SBAR-Cなどを用いて効果的なコミュニケーションをとる必要があります。

　患者の生命を守るために、最悪のシナリオを予測した上で迅速に対応することが重要になるのです。158頁以降に、SBAR-Cシートとして、胸痛・呼吸困難・意識障害・腹痛それぞれの基本テンプレートと事例、合計8枚を掲載しました。ぜひ自施設への導入の参考としてください。

　専門家としてのお互いのアセスメントを尊重し、同じ方向を向いて効果的なコミ

ュニケーションをとっていくことで患者にとって最善のケアが提供できることでしょう。そのためには、日頃からの知識とスキルの更新およびトレーニングにより、いつどんな場面に立ち会ったとしても、平常心に近い状況で落ち着いて自信を持って対応できるようにしたいものです。

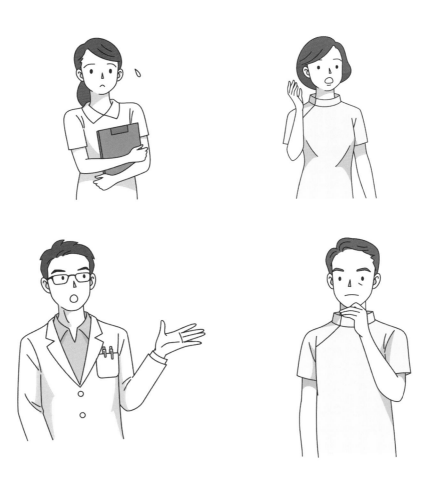

SBAR-Cシート 1 胸痛

- 適切な医師への連絡のためにカルテを読み、確認する
- 入院時の病名
- 経過と前シフト看護師の一番近い時間帯のアセスメントを確認
- 医師と話すときに手元に準備：カルテ、アレルギーに関する情報、与薬情報、IV関係、検査結果

S
状況 Situation

- 自分が問題としている事柄
  循環・呼吸動態の急激な変化　新しい症状
- いつから　●胸痛の部位・範囲　●放散痛の有無
- 痛みの程度　●随伴症状の有無（頸静脈怒張・皮下気腫・胸郭運動の左右差）
- どのような痛み（締め付けられる・ちくちく・重い等）
- どんなときに症状が起きるか（安静時・労作時・不定期・食後等）
- V/Sの変化（BP：左右差　HR　呼吸　体温　SpO_2）
- ECG変化（前回と比較）　●採血の異常値

B
背景 Background

- 循環器疾患の既往歴の有無
  ○高齢者や糖尿病患者は訴えないこともある
- 入院経過
  ○患者の精神的/意識面の状況
- 意識鮮明　混濁　もうろう　昏睡
  ○見当識良好（人・場所・時間）
- 顔面蒼白・冷汗・四肢冷感・末梢循環不全の有無
- 下肢浮腫・呼吸音・心音の変化
- ニトロールスプレー、ニトログリセリン錠の使用および効果
- 家族歴
- 喫煙歴

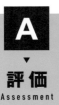

A

▼

評　価
Assessment

- ●私が問題と考えることは：循環　呼吸
- ●緊急性・重症度が高いかを判断
- ●鑑別診断を考えながら
    - ○循環器疾患・呼吸器疾患・消化器疾患等

- ●注意
    - ○胸痛を訴える患者の致死的胸部症状がないか
    - ○心筋梗塞　大動脈解離　肺塞栓症　心嚢液貯留と心タンポ
      ナーデを伴う急性心膜炎　食道破裂

R

▼

提　案
Recommendation

- ●緊急処置の準備（救急カート・除細動・モニタ・ルート確
  保・緊急薬品・酸素投与の準備）
- ●鎮痛薬の検討
- ●必要な検査の確認と準備
    - ○胸部X-P　動脈血採血　心電図　採血　その他
- ●他部署・他科や専門家への連絡の必要性
- ●家族・重要他者への連絡の必要性
- ●経過観察の場合はどの時点で連絡するか
- ●すぐにこの患者を診に来てください
- ●患者や家族に緊急状況について話してください

C

▼

復　唱
Confirmation

- ●酸素4L/分で開始ですね
- ●すぐ来てくれるんですね

SBAR-Cシート 2 胸痛 事例

● 適切な医師への連絡のためにカルテを読み、確認する
● 入院時の病名
● 経過と前シフト看護師の一番近い時間帯のアセスメントを確認
● 医師と話すときに手元に準備：カルテ、アレルギーに関する情報、与薬情報、IV関係、検査結果

症例

原辰夫さん、55歳、男性。心窩部〜腰痛を主訴に来院した。既往に尿管結石疑い、椎間板ヘルニアあり。2日前、検診で胃バリウム検査を行い、昨日から胃のむかつきあり。原さんが「尿管結石のときと同じような痛みだ」という訴えがあり、簡易尿検査を行ったところ潜血強陽性、X-Pで上胃内にバリウム残留あり。痛みが治まらないため、急性胃炎疑いで緊急入院した。

S
▼
状況
Situation

● 1病棟の北原です。急性胃炎の疑いで入院中の3号室の原さん55歳男性がショック状態と思われるので、来てほしいです
● ボルタレン50mgとソセゴン15mg入院時使用しましたが、うとうとしただけで、22時30分から腰痛が胸痛に変わってこれまでにない痛みと言っています
● V/S···BP左右差あり、右110/44mmHg・左80/34mmHg
　○HR=120 回/分　　呼吸30回/分　体温37.6℃
● SpO$_2$ 90%（眠前98%）

B
▼
背景
Background

● 既往に尿管結石の疑いと言いましたが、精査しておらず、今回は結石は確認されていません。血尿があり増強しています
● 今回、胃薬は効いていません
● HT、DMの既往はありませんが、身長178cm、体重90kg、来院時のBP 200台、普段の血圧は160台だったそうです

A

▼

評価

Assessment

●来院時から、血圧の左右差、足背動脈の触れも左右差があります

●血尿は増強し、痛みの部位は腰部から胸部に変化しており、これまでにない痛みで、痛み止めを使っても増強していることから考えると、患者の状態は悪くなっており、もう少し精査が必要だと思います

●大動脈瘤解離の疑いもあると思うのですが

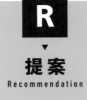

R

▼

提案

Recommendation

●すぐに診にきてほしいです

●原因が不明なので、もっと検査を加えたほうがよいのではないでしょうか
　○心電図　胸部造影CT　採血　血ガス

●患者や家族に緊急の状況について話してください。ショック体位にしています

●モニタリングで継続監視も始めています

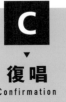

C

▼

復唱

Confirmation

●酸素マスク3L/分開始ですね

●すぐに来てくれるんですね

●技師さんへ連絡ですね

SBAR-Cシート 3 呼吸困難

● 適切な医師への連絡のためにカルテを読み、確認する
● 入院時の病名
● 経過と前シフト看護師の一番近い時間帯のアセスメントを確認
● 医師と話すときに手元に準備：カルテ、アレルギーに関する情報、与薬情報、IV関係、検査結果

S ▼ 状況 Situation

● 自分が問題としている事柄
● 呼吸状態の急激な変化　意識の急激な変化
● 呼吸困難感　気道閉鎖・閉塞の恐れ
● 呼吸補助筋の緊張度
● 呼吸音・複雑音の有無
● 循環・呼吸動態の急激な変化　新しい症状
● いつから・どのように・どの程度（安静時・労作時・不定期）
● 随伴症状の有無（胸部症状・頸静脈怒張・皮下気腫・胸郭運動の左右差・尿量減少）
● V/Sの変化（BP　HR　呼吸　体温　SpO_2）
● 採血の異常値

B ▼ 背景 Background

● COPD・喘息・過換気症候群・精神科疾患・循環器疾患の既往歴の有無
● 入院経過
　　○患者の精神的/意識面の状況
● 意識鮮明　混濁　もうろう　昏睡　不穏　暴力的　ぐったり
● 見当識良好（人・場所・時間）
● 皮膚
　　○四肢が冷たい　○温かい　○乾燥　○湿潤　○顔面蒼白
● 下肢浮腫・呼吸音・心音の変化
● 家族歴　●喫煙歴　●体位
● 患者は酸素を使用している　使用していない
● 使用している　（　）L/分　腹式呼吸
● 患者の背景・自分の背景・相手の背景

A

▼

評 価
Assessment

- ●私が問題と考えることは：循環　呼吸
- ●緊急性・重症度が高いかを判断
- ●鑑別診断を考えながら
  - ○循環器疾患・呼吸器疾患・代謝性疾患等
- ●患者の状態は安定していない　悪くなっている
- ●処置が必要です
- ●注意：危険な対処をしていないか
  - ○COPD患者への高濃度酸素流量
  - ○過換気症候群へのペーパーバッグ
  - ○外傷患者への気道確保
  - ○必要以上の問診
  - ○肺梗塞の可能性
- ●リスクファクターの有無

R

▼

提 案
Recommendation

- ●緊急処置の準備（緊急脱気・救急カート・除細動・モニタ・ルート確保・緊急薬品・酸素投与の準備）
- ●鎮静薬の検討
- ●必要な検査の確認と準備
  - ○胸部X-P　動脈血採血　心電図　採血　その他
- ●他部署・他科や専門家への連絡の必要性
- ●家族・重要他者への連絡の必要性
- ●経過観察の場合はどの時点で連絡するか
- ●すぐにこの患者を診に来てください
- ●患者や家族に緊急状況について話してください

C

▼

復 唱
Confirmation

- ●酸素0.5L/分で開始ですね
- ●すぐ来てくれるんですね

SBAR-Cシート 4 呼吸困難 事例

医師に報告する前に

● 適切な医師への連絡のためにカルテを読み、確認する
● 入院時の病名
● 経過と前シフト看護師の一番近い時間帯のアセスメントを確認
● 医師と話すときに手元に準備：カルテ、アレルギーに関する情報、与薬情報、IV関係、検査結果

症例

関宏さん、60歳、男性。既往に高血圧あり。2週間前から増強する腹痛で外科病棟へ入院した。血管系の疾患を疑って造影剤を使用しての胸腹CTを撮るため放射線部に来た。造影剤アレルギー歴はなしと伝票には記載されている。造影剤注入後、「息がしにくい」という訴えがあった。

S
▼ 状況
Situation

● 2病棟の生田です
● 造影剤注入後から「息がしにくい」という訴えがあり、喉元や口唇が紅潮しており掻痒感もあります
● 上気道にストライダーが聞かれます
● 血圧：94/52mmHg（来院時 120/74mmHg）
● 脈拍：86/分（整）
● 呼吸数：30回/分
● 意識レベル：1～2
● SpO$_2$：94%（来院時99%）

B
▼ 背景
Background

● 以前に造影剤アレルギーはないと書いていますが、本人は何かは覚えていないけど、同様のことがあったと言っています
● 本人1人で来ており、詳細は不明です

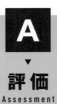

評価
Assessment

- ●アナフィラキシーショックによる上気道閉塞が起きたと思われます
- ●ショック状態に陥りそうです
- ●呼吸・循環が悪化しており、急変しそうな状況です

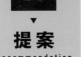

提案
Recommendation

- ●すぐに診に来てほしいです
- ●モニタリングで継続監視も始めています
- ●救急部に応援に来てもらいますね
- ●救急カートも準備しています

復唱
Confirmation

- ●アドレナリンの準備ですね
- ●すぐに来てくれるんですね
- ●救急部へ連絡ですね

SBAR-Cシート 5 意識障害

● 適切な医師への連絡のためにカルテを読み、確認する
● 入院時の病名
● 経過と前シフト看護師の一番近い時間帯のアセスメントを確認
● 医師と話すときに手元に準備：カルテ、アレルギーに関する情報、与薬情報、IV関係、検査結果

S 状況 Situation

● 自分が問題としている事柄
● 意識障害の発生時間
● 突然の意識障害　意識状態の急激な変化
　○ 意識レベルJCS III群　GCS 7点以下
● 呼吸の急激な変化
● V/Sと血糖値との連動制はあるか
　○ 呼吸速迫か遅延　○頻脈か徐脈　○血圧左右差・上昇/低下　○高体温/低体温
● 瞳孔の大きさ　対光反射　眼位　左右差
● 神経徴候はどうか（四肢麻痺）、MMT、けいれんの有無
● 頭痛の把握：発生様式　発症時間　誘因　程度（質・性状）持続時間　随伴症状（嘔気・嘔吐）

B 背景 Background

● 入院経過
　○ 患者の精神的/意識面の状況
● 意識鮮明　混濁　もうろう　昏睡
　○ 見当識良好（人・場所・時間）
● 既往歴の有無　リスクファクターの有無
● 受傷機転
● 皮膚　四肢が冷たい　温かい　乾燥　湿潤　顔面蒼白
● 下肢浮腫・呼吸音・心音の変化
● 家族歴　● 喫煙歴　● 体位
● 患者は酸素を使用している　使用していない
● 患者の背景・自分の背景・相手の背景

評 価
Assessment

- ●私が問題と考えることは：脳神経系　代謝疾患
- ●緊急性・重症度が高いかを判断
- ●鑑別診断を考えながら
  - ○アイウエオチップスで原因を考える（表5：174頁）
- ●V/Sの変化　●採血の異常値
- ●注意：危険な対処をしていないか
  - ○意識障害＝脳疾患患者ではない
  - ○頸椎保護なく気道確保
  - ○急激な降圧
  - ○安易な酸素投与
  - ○IVHにビタミンなし
- ●リスクファクターの有無
- ●TPAの可能性

提 案
Recommendation

- ●緊急処置の準備
  - ○気道確保・救急カート・除細動・モニタ・ルート確保・緊急薬品・酸素投与の準備
- ●救命処置の準備、介助
  - ○気道確保（エアウェイ・BVM・気管内挿管）
  - ○補助呼吸（酸素吸入や人工呼吸）の準備
- ●必要な検査の確認と準備
  - ○CT　MRI　胸部X-P　動脈血採血　心電図　採血
  - ○ルンバール　アンギオ　尿検
  - ○モニタの装着（パルスオキシメータ、心電図など）
  - ○静脈路確保・輸液の管理
- ●他部署・他科や専門家への連絡の必要性
- ●家族・重要他者への連絡の必要性
- ●すぐにこの患者を診に来てください
- ●患者や家族に緊急状況について話してください

復 唱
Confirmation

- ●神経内科に連絡ですね
- ●MRIに行く準備ですね

SBAR-Cシート 6 意識障害 事例

- 適切な医師への連絡のためにカルテを読み、確認する
- 入院時の病名
- 経過と前シフト看護師の一番近い時間帯のアセスメントを確認
- 医師と話すときに手元に準備：カルテ、アレルギーに関する情報、与薬情報、IV関係、検査結果

症例

小嶋正さん、80歳、男性。既往に高血圧、陳旧性脳梗塞、麻痺なし。降圧剤、抗凝固薬内服中。普段は杖歩行。1週間前に転倒して足首の擦過傷があったが徐々に足が腫れ、2日前から発熱38℃あり。家族に連れられ、蜂窩織炎の疑いで入院してきた。来院時、尿失禁あり。足首のX-P撮影では骨折なし、採血でWBC 27000、CRP 7、抗生剤治療開始。

S
状況
Situation

- 3病棟の西野です
- 今日下肢の蜂窩織炎で入院してきた小嶋さん80歳男性です
- トイレに誘導時両足が前に出ないんです
- ベッドでは傾眠で息子さんも最近よく転ぶしいつもと違うという反応です

B
背景
Background

- 既往に脳梗塞があり麻痺はないですが抗凝固薬を飲んでいます
- いつもは自分でトイレにも行けるそうです
- こちらは整形病棟で、意識障害の患者さんの対応は慣れていません

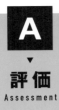

A

▼

評 価
Assessment

●入院時より意識が悪くなっています
●はっきりわかりませんが、下肢の病変以外に意識障害や歩行障害を起こすような要因があるのではないかと心配です

R

▼

提 案
Recommendation

●頭部CT、MRIなどが必要と考えます
●胸部X-P、動脈血採血、心電図、採血の準備もしたほうがいいですね
●モニタの装着（パルスオキシメータ、心電図など）
●神経内科へも連絡したほうがいいですか？
●すぐにこの患者を診に来てください
●患者や家族に緊急状況について話してください

C

▼

復 唱
Confirmation

●血糖測定ですね
●神経内科に連絡ですね
●MRIに行く準備ですね

SBAR-Cシート 7 腹痛

- 適切な医師への連絡のためにカルテを読み、確認する
- 入院時の病名
- 経過と前シフト看護師の一番近い時間帯のアセスメントを確認
- 医師と話すときに手元に準備：カルテ、アレルギーに関する情報、与薬情報、IV関係、検査結果

S 状況 Situation

- 自分が問題としている事柄
- 突然の意識障害　意識レベルの急激な変化
- ショックの5症状（蒼白・虚脱・冷汗・脈拍不触・呼吸不全）
- 腹痛部位と程度、持続時間、随伴症状（嘔気・嘔吐・悪心・便・尿・月経など）
- V/Sとの連動制はあるか
  - ○呼吸速迫か遅延　○頻脈か徐脈　○血圧左右差・上昇/低下　○高体温/低体温
- 腹痛の診察（圧痛・筋性防御・反跳痛）

B 背景 Background

- 入院経過（術後　/検査後　何日目）
- 意識鮮明　混濁　もうろう　昏睡
  - ○見当識良好（人・場所・時間）
- 既往歴の有無　リスクファクターの有無
- 発生機序
- 皮膚　四肢が冷たい　温かい　乾燥　湿潤　顔面蒼白
- 尿量の変化
- 体位
- 患者は酸素を使用している　使用していない
- 患者の背景・自分の背景・相手の背景

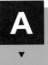

A
▼
評 価
Assessment

- ●私が問題と考えることは：消化器系・尿路系・婦人科系・血管系疾患
- ●緊急性・重症度が高いかを判断
- ●鑑別診断を考えながら
  - ○V/Sの変化　○採血の異常値
- ●注意：危険な対処をしていないか
  - ○鎮痛剤によるマスキング
  - ○合併症の見逃し
- ●リスクファクターの有無
- ●緊急手術／緊急造影の可能性

R
▼
提 案
Recommendation

- ●緊急処置の準備（気道確保・救急カート・除細動・モニタ・ルート確保・緊急薬品・酸素投与の準備）
- ●救命処置の準備、介助
  - ○気道確保（エアウェイ・バックバルブマスク・気管内挿管）
  - ○補助呼吸（酸素吸入や人工呼吸）の準備
- ●必要な検査の確認と準備
  - ○CT　MRI　胸部X-P　動脈血採血　心電図　採血
  - ○アンギオ　尿検　緊急内視鏡
  - ○モニタの装着（パルスオキシメータ、心電図など）
  - ○静脈路確保、輸液の管理、輸血の注文
- ●他部署・他科や専門家への連絡の必要性
- ●家族・重要他者への連絡の必要性
- ●すぐにこの患者を診に来てください
- ●患者や家族に緊急状況について話してください

C
▼
復 唱
Confirmation

- ●消化器外科に連絡ですね
- ●膀胱留置カテーテルの準備ですね

SBAR-Cシート 8 腹痛 事例

● 適切な医師への連絡のためにカルテを読み、確認する
● 入院時の病名
● 経過と前シフト看護師の一番近い時間帯のアセスメントを確認
● 医師と話すときに手元に準備：カルテ、アレルギーに関する情報、与薬情報、IV関係、検査結果

症例

村越一郎さん、60歳、男性。既往に糖尿病、高血圧、心房細動（Af）あり。膵臓がん、膵頭十二指腸切除（PD）術後10日目。離床が腹痛のためになかなか進まず、膵管排液量が術後徐々に減少し、にごりもみられた。夕方くらいから腹痛・呼吸困難感を訴え、SpO$_2$は90％台。O$_2$経鼻カニューレ3L/分開始し、SpO$_2$は93％。患者も少し楽になったと言ったが、21時から増強する腹痛と呼吸困難感を訴え始めナースコール。

S 状況 Situation

● 4病棟の小林です。膵臓がんでPD術後10日の村越さん、60歳男性がショック状態なので、来てほしいです
● 先程、当直医が脱水じゃないかとのことで点滴500mL/3hで落とし、酸素5L/分に上げて様子をみていた患者さんですが、腹痛と呼吸困難感が悪化してます
● V/S・・・BP90/78mmHg　HR=170回/分
● 呼吸40回/分　体温38.6℃　SpO$_2$ 88％（眠前93％）
● 左下腹部に圧痛と全体にディフェンス・ブルンベルグも出てきたようです

B 背景 Background

● 術後10日目ですが、膵管からの流出が少なくなっており、最近にごり始めていました
● 炎症所見も昨日に比べてWBC：12000から20000へ
● CRPは8.7から28.4と腹痛も増強してました
● 呼吸も喘息などはありませんが、湿性ラ音と呼気延長がみられています
● 元々はサイナスリズムですが、気がついたらAfで、尿量も一昨日までは1500mL/日出てましたが、昨日から1000mL以下で本日は5時から24時までで540mLしか、出ていません

A

▼

評 価
Assessment

- ●腹膜刺激症状が出ていて、リークが起きているのではないでしょうか？
- ●ショック状態に陥りそうです
- ●呼吸・循環が悪化しており、急変しそうな状況です

R

▼

提 案
Recommendation

- ●すぐに診に来てほしいです
- ●手術も視野に入れて、もっと検査を加えたほうがよいのではないでしょうか
- ●心電図　胸部造影CT　採血　血ガス
- ●患者や家族に緊急の状況について話してください。ショック体位にしています
- ●モニタリングで継続監視も始めています

C

▼

復 唱
Confirmation

- ●酸素マスク8L/分開始ですね
- ●すぐに来てくれるんですね
- ●技師さんへ連絡ですね

表5　AIUEOTIPS（アイウエオチップス）で原因を考える

A（alcoholism）	急性アルコール中毒、低血糖、硬膜下血腫、硬膜外血腫、ビタミンB$_1$欠乏（ウェルニッケ脳症）、せん妄
I（insulin）	糖尿病性昏睡、低血糖
U（uremia）	尿毒症、肝性昏睡、電解質異常、低酸素血症、高炭酸ガス血症、内分泌異常
E（encephalopathy）	てんかん、脳血管障害、脳髄膜炎、脳膿瘍、高血圧性脳症
O（opiate）	鎮静薬、トランキライザー、麻薬
T（trauma）	頭部外傷、硬膜下血腫、硬膜外血腫
I（infection）	髄膜炎、敗血症、脳炎、脳膿瘍、結核、梅毒、高齢者やアルコール中毒者の肺炎
P（psychiatric）	薬剤（中枢神経抑制薬）、うつ状態、統合失調症、ヒステリー
S（syncope）	心拍出量低下、房室ブロック、洞不全症候群、急性心筋梗塞、心筋炎、血管迷走神経性失神、大量出血

参 考 文 献

・足立晴美ほか：院内急変の実態調査から急変徴候に対するアプローチを考える．日本救急看護学会雑誌．12．p.150．2010．
・日本蘇生協議会：JRC蘇生ガイドライン2020　ドラフト版（パブリックコメント用）．2020．
・American Heart Association：CPRおよびECCのガイドライン．2020．

3　新人看護職員研修での活用　SBARを学びフィジカルアセスメント力を鍛える

　当院では、新人看護師職員の教育年間計画の中に、『フィジカルアセスメントⅠ・Ⅱ』があります。夜勤の独り立ちを終え、少しずつ自信を持ってできる技術も増えてきた中で、先輩の支援を受けながらもチームの一員として観察したことを自らアセスメントし看護実践にチャレンジしていく時期に研修を行っています。

　『フィジカルアセスメントⅠ』では、先輩が演じる模擬患者やシミュレータを用いて、意識・呼吸・循環・腹部の全身観察スキルを体験していきます。観察のスキルとともに観察した事柄から正常・異常がわかることを目的に、約半日で学びます。

　『フィジカルアセスメントⅡ』では、同じく半日でSBARについての講義の後、患者の変化から前回学んだ観察とアセスメントを使って、チームのメンバーに報告・連絡・相談ができることを目的に模擬患者に対し実践を行っていきます。ここで、報告・連絡・相談のツールとしてSBARを活用し看護師としてチームの一員としての役割が果たせるよう支援しています。

　では、事例の形で研修内容を紹介したいと思います。

1　事例1　意識レベルの変化を読み取り、早期対応ができるよう患者を整える

○患者：秋元康一さん　63歳男性

○職業：理容師

○既往歴：心房細動、ワーファリン内服中。

○現病歴：前立腺がん　半年前に生検でがんの発見。前立腺切除術目的で、抗凝固薬調整のため1週間前に入院。入院後ワーファリンの内服中止。ヘパリンによる抗凝固療法を行っていた。本日手術のため夜間よりヘパリンは中止している。

●本日、日勤担当看護師のあなたが訪室したところ、患者はボーっとしているよう

に見え、あいさつすると会話が聞き取りにくい。さて、あなたはどう行動しますか?

1. どんな情報が必要か

●すでにある情報

○カルテ (既往歴・現病歴・夜勤の様子・いつからの変化なのか)

○心房細動 ワーファリン内服をヘパリンに変更。さらに本日よりヘパリン中止。

○昨夜は夕食後に看護師と会話し、手術への不安を訴えていたが、「明日は頑張るよ」と笑顔がみられ夜22:30には就寝していた。

○朝6時起床「緊張してあんまり寝れた気がしないよ」と会話を交わし検温を行っている。

●これから新たに取る情報

○何が起こっている? どんな観察をする?

○フィジカルアセスメントを用いて観察してみよう。

2. 患者の症状・V/S

●ボーっとしている ●JCS 2 ●構音障害あり ●四肢麻痺なし

●血圧140/100 mmHg ●脈拍110〜150回/分 (不整) ●体温36.5℃

●呼吸16回/分 ●SpO₂96% ●副雑音なし ●排便8回 (下剤内服)

●尿量2300mL/日 (前日1200mL)

3. 異常か?正常か?

●意識レベル 昨夜まで普通の会話可能

現在見当識障害あり →異常

●神経徴候 構音障害あり →異常

●V/S 血圧・体温・呼吸は昨夜までと大きな変化がないが、脈拍は頻拍で不整あり →異常

●心電図 P波消失 R-R不整 心房細動 →変化なし

4. 統合してみよう

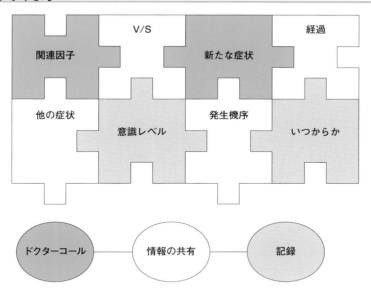

　朝6：30以降で意識レベル低下と構音障害が出現している。既往に心房細動があり頻拍になっている。前日と比べ尿量や排便の増加がみられ水分出納バランスが崩れている。血栓形成のリスクは高くなっており、朝から短時間で意識レベルの変化や麻痺が出現していることから脳卒中を起こしている可能性がある。

5. SBARを使って先輩に報告してみよう

●カルテ・経過表を準備して

S　先輩、本日前立腺切除手術予定の秋元さんですが、朝から意識障害、構音障害が出現して脳卒中かもしれないので一緒にみてほしいです。

　　心房細動は既往にありますが、頻拍になっています。

　　V/S　血圧140/100mmHg、脈拍110～150回/分（不整）、眠前は脈拍90回/分、体温36.5℃、呼吸16回/分、SpO₂ 96％　です。

B　最後に普段通りの会話をしたのは朝6：30と記録に残っています。

　　手術のため抗凝固剤の内服を止めヘパリンを投与していたのですが、夜間から

中止しています。昨日の尿量も前日より多く出ていますし、下剤のためか下痢も頻回にしていたみたいです。

　排便8回、下剤内服、尿量2300mL/日（前日1200mL）です。

A　脱水が進んで血栓ができやすい状態になっていると思います。急性脳梗塞などを起こしているとしたら、急いで検査や治療を始めたほうがよいと聞いたことがあります。

R　すぐ先生を呼んで診察してもらったほうがいいのではないでしょうか。手術も延期せざるを得ないかもしれませんし、先生が来るまでできることはありますか？

6.　先輩と一緒に

●再度V/S測定で変化をたどる。

●呼吸・循環の経時観察ができるようモニタ装着。

●頭痛・吐き気など随伴症状の観察。

●急な変化に備えて酸素準備。

●CT・MRI検査が迅速にできるよう移動の準備。

●家族に連絡できるよう確認。

- -

2 事例2　出血性ショックや心原性ショックの可能性を考え、早期介入ができるよう患者を整える

- -

○患者：本田圭さん　45歳男性

○職業：会社員（営業課長）

○既往歴：高脂血症指摘のみ

○現病歴：会社の健康診断で貧血を指摘され精査目的で入院。朝からタール便が出ていたとのことで絶食・輸液を開始した。頭痛持ちで市販の痛み止めを

　　　　5〜6錠/日内服していた。

●本日入院してきた本田さんから、ナースコールで呼ばれました。患者さんはトイレの後から胸やけと心窩部痛を訴えています。さて、あなたはどう行動しますか？

1. どんな情報が必要か

●すでにある情報

　○カルテ（既往歴・現病歴・いつからの変化なのか）

　○貧血精査　Hb 8.6g/dL　明日、上部消化管内視鏡を予定。

　○数日前より黒っぽい便が出ていた。

　○最終の食事は昨夜うどんを摂取。一昨日は飲酒あり。

　○二日酔いもあり頭痛があったとのことで昨夜も痛み止めを2錠内服している。

　　入院は決まっていたが仕事で忙しく、接待が続いていた。

●これから新たに取る情報

　○何が起こっている？　どんな観察をする？

　○フィジカルアセスメントを用いて観察してみよう。

2. 患者の症状・V/S

●JCS 0　●血圧100/54mmHg　●脈拍120回/分（整）冷汗あり

●健診では130/80mmHg　脈拍76回/分　●体温36.8℃　●呼吸30回/分

●SpO$_2$ 96％　●副雑音なし　●排便2回（タール便）

●腹部所見　腸動音　やや亢進。心窩部の重い感じ。圧痛なし。吐き気あり

●胸部　頻呼吸　●心電図（入院前）洞調律　異常なし

●眼瞼結膜　白い

3. 異常か？正常か？

●意識レベル　JCS 0　→　正常

●VS　血圧　入院前より低下　冷汗あり　→　異常

　　　脈拍　頻拍　→　異常

　　　呼吸　早い　→　異常

　　　SpO$_2$　96％　→　正常

●心電図　洞性頻脈・ST変化なし　→　脈拍の異常

●腹部所見　心窩部の焼ける感じ　→　異常

●タール便を繰り返している　→　異常

4. 統合してみよう

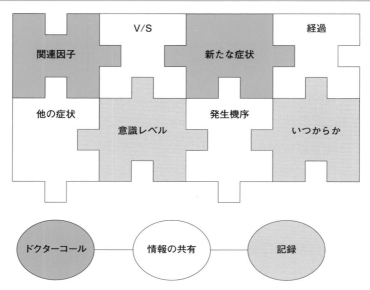

　タール便、心窩部の重い感じという症状から消化管の出血により貧血に至っていることが考えられる。心窩部の症状のため心血管系の症状も鑑別が必要。頭痛に対して痛み止めを頻用していることや職業柄、接待で外食や飲酒の機会が多く胃粘膜など消化器・肝臓への負担は大きい。トイレ後症状が悪化しておりバイタルサイン、冷汗からショック徴候が出ているため早急に対応が必要！

　→　患者をベッドへ戻し安静を保つように伝える。

5. 先輩に報告後、SBARを使って医師に連絡してみよう

●カルテ・検査結果・経過表を準備して、担当医へ

S　1病棟の看護師・島崎です。本日貧血精査で入院してきた本田さんについて報告です。先ほどトイレに行った後からショックになっているのですぐ来てほしいです。

　　バイタルサイン　血圧100/54mmHg、脈拍120回/分（整）、呼吸28回/分、SpO$_2$ 96％、タール便が出ていて冷汗があります。

B　Hb 8.6g/dL です。本人の症状は心窩部の重い感じのみですが、心電図もとりました。頭痛が以前からあり昨日も痛み止めを内服しています。

A　消化管からの出血によるショックだと思います。タール便が続いていて貧血が進んでいる可能性があるので心配です。

R　すぐに来てください。
　　先生が来られるまで点滴をつなぎますか？
　　酸素は何L投与しますか？

6.　先輩と一緒に

●再度バイタルサイン測定で変化をたどる。
●呼吸・循環の経時観察ができるようモニタ装着。
●吐血・下血に備えて準備する。
●急な変化に備えて酸素準備。
●緊急内視鏡へ行けるよう準備。
●家族に連絡できるよう確認。

　　グループごとに新人同士で相談しながら先輩ナースの誘導で情報収集、観察、報告、対応を行っていきました。新人看護師にとって普段行っているバイタルサインや観察から患者の変化を捉える気づきの力や医療チームの一員として患者のために自分のアセスメントを伝えていく重要性が伝わることを期待しています。

　　新人看護師からの反応として、「気づきの力を大事にしたい」「患者さんの変化に気づけるように知識や技術を高めたい」「アセスメントを言葉にする難しさはあるけれど、自分の中で伝えたいことをどう伝えれば相手が動いてくれるかの道具として使っていきたい」など日々の実践に活用しようという意欲的な感想が返ってきました。

今後も患者安全と看護実践につながるように、現場でのサポートを継続していきたいと考えています。

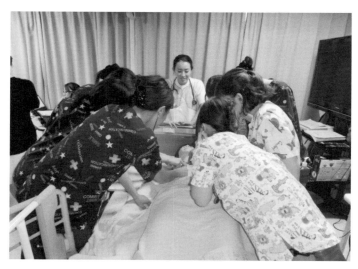

フィジカルアセスメント研修の様子（呼吸音聴取）

4 感染対策におけるSBARとクロスモニタリングの活用

　当院では、医療安全管理部門内に医療安全推進部と感染対策部が並列で設置されており、患者安全においては医療安全と同様に感染対策も重要な要素であると考えられています。そのことから、感染対策を実施していく上においても「医療の成果と患者の安全を高めるためにチームで取り組む戦略と方法」であるチームステップスはとても有用なツールになります。特に、当院の感染対策部ではチームステップスのツールの中でもクロスモニタリングとSBARを活用して、感染対策をより推進することを目指して取り組みを行っています。

1 感染対策でSBARを活用する

　確実な情報交換のためのツールとしてSBARは用いられますが、感染対策においては、感染性疾患が疑われたときに情報を整理し、感染対策が実行できるツールとしても活用できるようにアレンジして作成しています。

　そのことから、本書のここまでは症状からSBARが展開されている形式でしたが、感染対策のSBARは、疑われる感染性疾患からSBARを展開する形式となっています。さらに、感染対策SBARは、特にRecommendation（提案）において、各感染性疾患に対して現場で初動すべき感染対策を明示することに重点を置いて作成しました。

　感染対策用のSBARシートを、188頁以降で感染性胃腸炎とインフルエンザについて紹介します。それぞれ、外来用と病棟用を作成して計4シートが各部署で活用されています。感染対策SBARは感染対策リンクナースが中心となって作成しました。作成する過程においては、リンクナースがそれぞれの感染性疾患に対する必要な情報、感染対策について考え、感染対策ガイドラインを熟読し再確認する機会となった効果も得られています。

　SBARをツールとして活用することももちろん重要ですが、作成する過程におい

ても現場の感染対策が向上すると実感しています。

② クロスモニタリングを活用してチームの感染対策を向上させる

クロスモニタリングとはチームステップスにおける「状況観察」の中のツールの1つで、チームメンバーの行動を観察し、必要に応じて積極的に助言・指摘することでチームの安全性を高める考え方です。感染対策においても、クロスモニタリングを実施することでより感染対策が推進されることにつながりますので、積極的に活用しているツールです。

現場のリンクナースからよく「先輩が手指衛生をあまりしてくれないんです」「医師が手指衛生をしません」といった報告（愚痴）を受けますが、このような状況はどこの施設でも経験しているのではないでしょうか。

確かに、先輩看護師や医師に対して指摘をすることは、日本人の感性から難しいことかもしれません。しかし、感染対策においても個人の努力だけで成り立つものではなく、医療チームが一丸となって実践することが必要です。そのためには、手指衛生を実施していないチームメンバーを見かけたら、積極的にクロスモニタリングをして手指衛生を促す行動が必要になってきます（**図6**）。

クロスモニタリングを実践していく上で重要なことは、クロスモニタリングのフィードバック方法です。対象行動のすぐ後に、行動を特定し、要点をまとめ、改善するための目標を具体的に提示し、個人攻撃にならないように行動方法に焦点を当てる必要があります。ただ、個人レベルからクロスモニタリングを推進しようと試みても、受け手側の姿勢も重要になるのでなかなか難しいと言えます。

当院では、チーム全員がクロスモニタリングを理解して実践できるように、全教職員対象の感染対策講習会において、さまざまなクロスモニタリングの場面をビデオ動画で紹介しつつ、クロスモニタリングの理解を深め、実践を促す「クロスモニタリングキャンペーン」を行っています。さらに感染対策においては、看護師から医師にクロスモニタリングを実施する機会が多いと考え、各医局会における感染対

策講習会においても**「クロスモニタリングを受けたら感謝してください。絶対に逆ギレしないでください」**とメッセージを発信し、クロスモニタリングを実践しやすい環境づくりも行っています。

　今後もクロスモニタリングを推進する取り組みを継続して実施し、患者を感染から守ることにつながるクロスモニタリングを実践できる組織づくりをしていきたいと考えています。

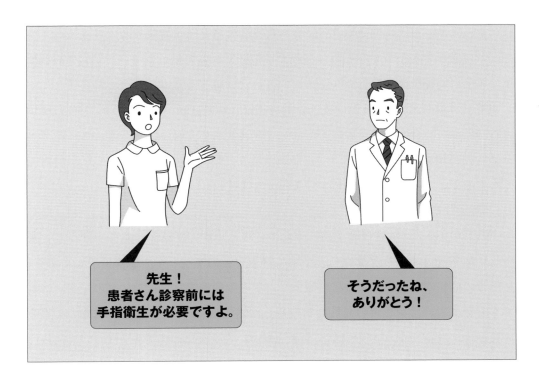

図6　手指衛生のクロスモニタリング

3 COVID-19流行時におけるチームステップスの活用

　2020年以降の新型コロナウイルス感染症（以下、COVID-19）の流行を受け、全世界的に、どこの医療施設も混乱を極めました。COVID-19患者を受け入れるために、さまざまな診療科や病棟からスタッフを集めて新たなチームが結成されて診療・看護に当たることが求められた施設もあったでしょう。

　また、COVID-19病棟においては、防護用具を着用していることで表情が読み取れなかったり、言葉が聞き取りにくかったりしてスタッフや患者とのコミュニケーションに支障をきたす場面もあったのではないでしょうか。そのような危機的状況下でこそ、簡潔で確実なコミュニケーションを実施することが求められます。

　実際に米国病院協会（American Hospital Association：AHA）も、COVID-19流行時においては高いチームのパフォーマンスが求められることから、チームステップスの活用を推奨しています[1]。その中でも「CUS」と「SBAR」に焦点を当てているので、その活用の実際について紹介します。

1.　CUSの活用

　COVID-19のクラスターを予防するためには、患者の症状を注意深く観察し、疑わしい症状が認められた場合には早期に対策を実施することが必要です。しかし、発熱等の症状は原疾患による場合も多く、その鑑別は非常に難しいものです。当院でも実際に看護師が患者の発熱症状に対し、COVID-19を疑い医師に検査の実施をスピークアップ（気づきの発信）したものの、「原疾患の影響だから」と言われ、提案を却下されてしまうという場面がたびたび見受けられました。

　そのようなときに活用するのが「CUS」です。CUSは、このまま業務を継続することで患者の安全が保てないと判断したとき、緊急避難対応として業務を中断させることであり、「Cnncerned:心配だ」「Uncomfortable:不安だ」「Safety issus:安全上の問題がある」の頭文字をとったものです。COVID-19の見逃しは、患者と職員の安全が守られず、クラスター発生の原因となることから、「先生、心配です。COVID-19の検査を実施しなくて本当に大丈夫でしょうか。心配です！」とCUSを用いて主張することが大事です。

2. SBARの活用

　COVID-19患者対応において、日頃からコミュニケーションをとっていない相手に対し、防護用具を着用している状態で患者の情報を発信しなくてはならない場面が多くあり、コミュニケーションエラーが発生しやすい状況があったと思われます。そのような状況下では、簡潔に確実に情報が伝わるようにSBARを活用することが重要です。実際にイギリスの病院で、COVID-19流行時にSBARを用いて患者情報を発信することが有用であったとの報告がされています[2]。

　当院では、インフルエンザのSBARシートをCOVID-19にも応用できるように改訂しましたので、参考にしてください（192頁）。

　COVID-19のような新興感染症の流行という危機的状況は、今後も発生する可能性があります。危機的状況下こそチームパフォーマンスを高めるためにチームステップスの活用が重要であり、いざというときに活用できるよう、平時よりチームステップスを意識して使うことが必要です。

引用文献

1) American Hospital Association ： TeamSTEPPS Video Training for the COVID-19 Crisis. 2020.
   https://www.aha.org/system/files/media/file/2020/05/COVID-19-TeamSTEPPS.pdf

2) Royal College of Psychiatrists ：COVID-19 Change Package Communication: with families and carers, Patients, and staff. 2020.
   https://www.rcpsych.ac.uk/docs/default-source/improving-care/nccmh/covid-19-network/nhsei-change-package-for-communication.pdf

S

▼
状況
Situation

患者に何が起こっているか?

- -

●外来名、患者名
●下痢、嘔吐
　○いつから　　○回数　　○性状
●発熱、腹痛の有無
●脱水症状（飲水・食事摂取ができているか　排尿回数）

B

▼
背 景
Background

患者の臨床的背景は何か?

- -

●基礎疾患
●本日受診理由（定期受診、下痢のためなど）
●周囲の流行状況（家族や会社など接触者での発生状況）
●喫食歴（生もの喫食歴など）
●渡航歴
●職業（食品関係など）
●来院してからのトイレ使用状況

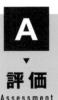

A 問題に対する自分の考えは何か?

▼
評 価
Assessment

●感染性胃腸炎が疑われます

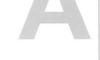

R 問題に対する自分の提案は何か?

▼
提 案
Recommendation

●個室ブースに隔離しています
●使用したトイレは次亜塩素酸Na製剤で消毒しました
●サージカルマスクを着用し、優先的に診察しましょう
●患者診察後は流水手洗いを実施しましょう
●職業上（食品関係など）、検査が必要でしょうか？

SBAR シート 2

感染性胃腸炎 ·· 病棟用

S 状況 Situation

患者に何が起こっているか?

- ●病棟名、病室、患者名
- ●下痢、嘔吐
  - ○いつから ○回数 ○性状
- ●下痢→おむつ・トイレの使用状況
- ●嘔吐→嘔吐した場所
- ●発熱、腹痛の有無
- ●脱水症状（飲水・食事摂取ができているか 排尿回数）

B 背景 Background

患者の臨床的背景は何か?

- ●基礎疾患
- ●入院日、外出・外泊の有無
- ●周囲の流行状況（面会者や病棟での発生状況）
- ●喫食歴（生もの喫食歴、差し入れの有無など）
- ●点滴実施の有無・内容、抗菌薬投与状況（CDとの鑑別）
- ●経管栄養の有無
- ●安静度（共有スペースの利用の有無）

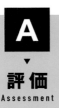

問題に対する自分の考えは何か？

●感染性胃腸炎が疑われます

A ▼ **評価** Assessment

問題に対する自分の提案は何か？

●個室へ移動し、接触予防策を実施します
●患者接触後は流水手洗いを実施します
●環境整備は次亜塩素酸Na製剤で実施します
●使用したトイレは次亜塩素酸Na製剤で消毒しました
●食事は継続しますか？ 点滴は開始しますか？
●同室の患者さんの胃腸炎症状を注目して観察していきます
●CD、便培養、ロタウイルス、ノロウイルスの検査を実施しますか？
●感染対策室へ報告します

R ▼ **提案** Recommendation

SBAR シート 3

インフルエンザ・COVID-19 ······························ 外来用

S **患者に何が起こっているか?**

状況
Situation

- ●外来名、患者名
- ●熱型（いつからの発熱か）
- ●上気道症状
   ○咳　○鼻汁　○咽頭痛　の有無
- ●全身倦怠感の有無
- ●関節痛の有無

B **患者の臨床的背景は何か?**

背景
Background

- ●基礎疾患
- ●本日受診理由（定期受診、発熱のためなど）
- ●周囲の流行状況（家族や会社など接触者での発生状況）
- ●内服状況（解熱剤など）
- ●新型コロナウイルス・インフルエンザワクチン接種歴

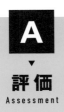

問題に対する自分の考えは何か?

● 症状、流行状況から新型コロナウイルスもしくはインフルエンザの可能性が否定できません

問題に対する自分の提案は何か?

● マスクを着用していただき、個室ブースに隔離しています
● 新型コロナウイルス・インフルエンザ検査の実施が必要と考えます
● 防護用具を着用し、優先的に診察をしましょう

患者に何が起こっているか?

状況
Situation

- 病棟名、病室、患者名
- 熱型（いつからの発熱か）
- 上気道症状
  ○咳　○鼻汁　○咽頭痛　の有無
- 全身倦怠感の有無
- 関節痛の有無

患者の臨床的背景は何か?

背景
Background

- 基礎疾患
- 入院日、外出・外泊の有無
- 周囲の流行状況（面会者や病棟での発生状況）
- 内服状況（解熱剤など）
- 新型コロナウイルス・インフルエンザワクチン接種歴

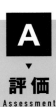

A
▼
評 価
Assessment

問題に対する自分の考えは何か？

- 症状、流行状況から新型コロナウイルスもしくはインフルエンザの可能性が否定できません

R
▼
提 案
Recommendation

問題に対する自分の提案は何か？

- 個室へ移動して、飛沫予防策を実施します
- 新型コロナウイルス・インフルエンザ検査の実施が必要と考えます
- 診察をお願いします
- 新型コロナウイルス・インフルエンザが陽性であれば、感染対策室へ報告します

おわりに

■ 高橋則子
学校法人慈恵大学理事

　私たちは2002年に大きな医療事故を経験し、危機管理システムを根本から見直し、新たな医療安全組織やシステムの構築、医療安全教育の強化をはかりました。しかし、真の組織改革はシステムの改革だけでは根づかず、それを動かすスタッフ一人ひとりの士気と集団の意思統一が重要であり、チーム一丸となって取り組むことが必要不可欠です。

　医療現場では、多職種、多部門がかかわる複雑なコミュニケーションが頻繁に行われています。2章で述べたような"サイロ化"から脱却し、迅速かつ的確な情報伝達と情報共有を行い、アサーティブな意見交換ができれば、医療チームの力がより一層発揮され、患者の生命を守り医療の安全性を保証することができます。

　当院では、SBARを導入してから、S・B・A・Rのそれぞれを意識することで、頭の整理がつき、端的に情報伝達ができるようになりました。また、医師への報告あるいは感染対策チームへのコンサルテーションやRRS発動要請などの際、「報告・連絡する側」「される側」双方が共通の視点で情報共有できるというメリットも感じています。日常業務の中で、師長や主任あるいはリーダーナースがスタッフナースに患者の情報を尋ねる際、Situation（状況）だけでなく、「背景は？」「あなたはどう考えたの？」などとBackground（背景）やAssessment（評価）の視点についても問いかけたり、Recommendation（提案）まで至らない報告の場合は「Recommendationは？」と問い返したりすることで、ツールの習得とともに、看護師の観察力・判断力・交渉力を鍛える機会にもなっています。

　また、SBARだけでなくチームステップスの主要なコミュニケーションツールを

意図的に活用しようという病院全体の取り組みは、職種間の垣根を低くし、相互に意見を言いやすい職場環境を醸成します。互いに相手を尊敬し、「聞く耳」を持つことを基盤とし、共通言語を用いることでチーム医療の質が高まるでしょう。

　チームステップスのコミュニケーションツールを日常で使う例として、「指示受け時は内容まで確認する（チェックバック）」「引き継ぎは正確に具体的に行い、エラーを防止する（ハンドオフ）」「メンバー同士で状況観察し、気づきを表現する（クロスモニタリング）」「クロスモニタリングで助言を受けたら感謝の言葉を表現する」「SBARで確実に情報伝達・提案を行い、もし提案が無視されたらもう1回提案する（2チャレンジルール）」「真に危険が迫っていると感じられたら心配なことを直接的に表現する（CUS）」「緊急時は大きな声で簡潔に発信する（コールアウト）」などが挙げられます。チームステップスを導入していない組織でも、すでに日常の場面で行っていることではあると思いますが、病院全体、組織全体で共通言語として使えることは、より迅速に確実にコミュニケーションがはかられるため、患者とスタッフの安全を守り、満足度を高めることに大きく貢献すると思います。

　本書では、最新版の「TeamSTEPPS®3.0」の内容について2章で解説しています。新しいロゴは、医療ケアチームの中心に患者を入れ、患者・家族を含めたチームメンバーが手を取り合って、チームステップスの4つの主要なチームワークスキル（コミュニケーション、チームリーダーシップ、状況観察、相互支援）を実践していくことを示しています。また、各スキルの能力を高めたメンバーでチームが構成されると、チームワークとしての成果・知識・態度の3つが向上することに加え、持続可能性が高まるということを表しています。

　3章以降では、7つのコミュニケーションツールを取り上げて実践例を紹介しています。また、コミュニケーションの基準と位置づけたSBARを医療チームで有効に活用するために、現場でよくみられる報告場面の中から、代表的なものをSBARシートとして作成していますので、参考にしていただければ幸いです。

　チームステップスは、個人およびチーム全体のノンテクニカルスキルを高め、アサーティブ・コミュニケーションを推進し、ヒューマンエラーを防止することが目的です。本書がそのための一助となることを願っています。

本書は初版刊行後、下記のように改訂・改題を行っています。

『ヒューマンエラー防止のための SBAR ／ TeamSTEPPS®』
2014年10月（初版）

『TeamSTEPPS®を活用したヒューマンエラー防止策』
2017年9月（改訂・改題）

『医療安全を推進する TeamSTEPPS®実践事例』（本版）
2023年12月（改訂・改題）

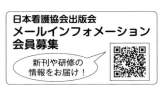
日本看護協会出版会
メールインフォメーション
会員募集
新刊や研修の情報をお届け！

医療安全を推進する
TeamSTEPPS® 実践事例
チームが成長する7つのツール

2023年12月15日　第1版第1刷発行　　　　　　　　　　〈検印省略〉

編著………………… 東京慈恵会医科大学附属病院看護部・医療安全管理部

発行………………… 株式会社日本看護協会出版会
〒150-0001 東京都渋谷区神宮前 5-8-2　日本看護協会ビル4階
〈注文・問合せ／書店窓口〉TEL 0436-23-3271　FAX 0436-23-3272
〈編集〉TEL 03-5319-7171
https://www.jnapc.co.jp

装丁………………… 掛川竜

本文デザイン……… 相京厚史（next door design）

イラスト…………… 西田ヒロコ

印刷………………… 株式会社フクイン